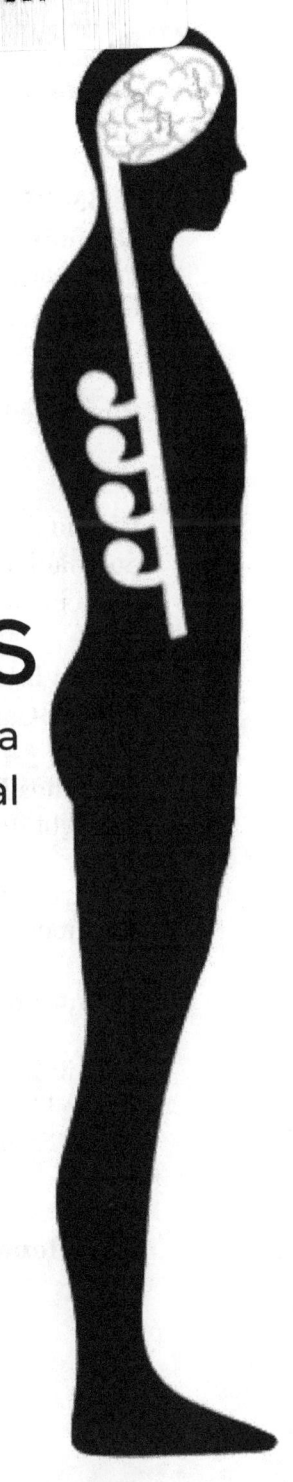

SOMOS LO QUE ESCUCHAMOS

Impacto de la **música** en la **salud** individual y social

PATRICIA **CAICEDO**
M.D., PH.D.

Colección Música y Salud N.1
Somos lo que escuchamos: Impacto de la música en la salud individual y social.

ISBN 978-1-7339035-3-0
Dipòsit Legal: B 15724-2021
Paperback
Octubre, 2021
MA00011

Primera edición, Octubre, 2021

Diseño de Portada
Stephani Vega
Patricia Caicedo

Diseño interior
Patricia Caicedo

Derechos Reservados a todos los países
All right reserved worldwide to

© Patricia Caicedo, 2021
© Mundo Arts Publications, 2021

www.mundoarts.com

E-mail: **info@mundoarts.com**
Phone US: +1-678-608-3588
Phone Spain: +34-696-144-766

Barcelona - New York

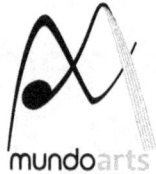

*A mis padres Jorge y Patricia
y a mi hermano Juan Pablo.*

ÍNDICE

Prólogo por *Tess Knighton* 1

Preludio 7

Capítulos

1. Música y Medicina: historia de una relación................. 13
2. Música y cognición... 29
3. El maravilloso cerebro de los músicos 43
4. Placer, emoción y música... 55
5. Música, felicidad y el sentido de la vida 67
6. Ritmo, movimiento y salud 75
7. Música en el dolor y la muerte 87
8. La voz, el canto y los sonidos del cuerpo 101
9. Música y creatividad 115
10. Salud global, pandemia y el ejemplo de las orquestas .. 125

Postludio

Libro de ejercicios 131

1. La banda sonora de tu vida.................................. 132

Ejercicio autobiográfico

   A. La música de tu infancia.
   B. La música de tu adolescencia.
   C. Diez canciones que han acompañado los momentos más importantes de tu vida.
   D. Música que te ha acompañado en la tristeza.
   E. Música que te ha acompañado en la alegría
   F. Música que te relaja.
   G. Las canciones que vas a heredar a tus hijos.
   H. La música que te gustaría en tu funeral.

2. Crea canciones que expresen tu esencia 139

   A. Escribe una canción que exprese tus valores y tu visión de la vida.
   B. Escribe una canción en la que describes a la persona que quieres llegar a ser.

3. Paisajes sonoros 142

   A. Los sonidos de cada día.
   B. Los sonidos de tu ciudad.
   C. Los sonidos de la naturaleza.

Bibliografía 145

Sobre la autora 163

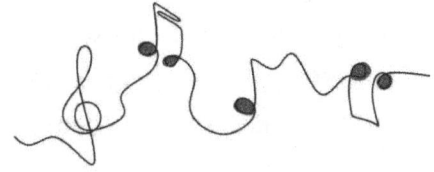

PRÓLOGO

Por Tess Knigthon, Ph.D.

¿Cuál es la banda sonora de tu vida? ¿Qué música te pone la piel de gallina? ¿Cómo puede una canción, como la proverbial magdalena de Proust sumergida en té de tila, sin esfuerzo e involuntariamente, traer cien recuerdos? ¿Has pensado qué música te atrae y por qué? ¿Te pierdes en la música o la escuchas con un deseo consciente de entenderla? ¿O ambos, dependiendo de las circunstancias, del momento? ¿Cómo es que la música parece ser capaz de expresar nuestras emociones más profundas sin necesidad de palabras? ¿Podremos saber realmente cómo funciona la magia de la música? Estas son solo algunas de las preguntas que plantea la cantante, musicóloga y médica Patricia Caicedo en su nuevo libro *Somos lo que escuchamos*.

La música tiene significado para nosotros, argumenta, para cada uno de nosotros como individuo, y para todos nosotros como comunidad del mundo. Ese significado está influenciado, incluso condicionado, por el contexto social y cultural, para todos los que participan en *musicar,* término acuñado por Christopher Small para indicar que cada acto musical es experimentado por todos los presentes, ya sean intérpretes u oyentes.

Incluso cuando parece exclusiva, cuando no estamos familiarizados con ella, cuando nos atrae pero nos hace sentir incómodos, cuando se asocia a un grupo social con el cual no nos identificamos, la música es esencialmente inclusiva. Si lo permitimos, la música puede trascender todas las barreras. Y en este, y en muchos otros aspectos, la música es maravillosa en sus efectos, en su impacto en nuestra vida diaria, llenándonos de asombro por su poder, su energía creativa, su compañía inquebrantable desde antes de que nazcamos hasta después de nuestra muerte, pues —a menudo sin darnos cuenta— escribimos nuestra autobiografía musical en el curso de nuestra experiencia vivida.

El libro de Caicedo es una maravillosa introducción para pensar en cómo la música es parte integral de nuestras vidas, porque, como ella afirma, es buena para nosotros. Durante mi infancia en Inglaterra, había un refrán que decía *An apple a day keeps the doctor away* —una manzana al día mantiene alejado al médico—, y algunos padres, incluidos los míos, lo tomaban de forma literal, al menos durante la temporada de manzanas. Como médica conocida en el hospital en donde trabajaba como "la doctora cantante", Caicedo nos dice, o más bien nos canta, *Una canción al día mantiene alejado al médico*, y en este libro, una combinación brillante de medicina, conocimiento y experiencia musical, explica de forma breve y esencial cómo *funciona* la música. Te aseguro que este es un libro que querrás devorar de una sola vez (¡somos lo que comemos!), pues está lleno de ideas que querrás saborear rápidamente y también de ideas que tardarás un poco en digerir.

La música, argumenta, es un proceso biológico, químico y psicológico: nuestras respuestas fisiológicas, racionales y emocionales están indisolublemente unidas, y la ciencia es capaz de detectar y trazar estas respuestas con una precisión cada vez mayor y una rapidez sin precedentes gracias a los avances tecnológicos. El descubrimiento de que nuestras células emiten sonido, ¡cantan!, de que un rico cóctel químico se mezcla en nosotros cuando *musicamos*, y de que en respuesta al sonido ambiental y organizado partes de nuestro cerebro se activan y conectan con la memoria, mejoran la sensación de conexión con nosotros mismos y con los demás, ciertamente debe hacernos pensar.

Como médica e intérprete, Caicedo explica estos complejos procesos con claridad clínica, basándose en su propia experiencia para dilucidar lo que significan en la práctica: cómo podemos escuchar nuestro cuerpo —pulso, frecuencia respiratoria, sentido de equilibrio— escuchando música; y cómo podemos a través de la música alcanzar el bienestar emocional permitiéndonos entrar en el flujo de la música y comprometernos con el ahora de la vida, emergiendo capaces de enfrentar el futuro, de mirar hacia atrás el pasado sin ser esclavos de él y de aprovechar al máximo el presente. ¿Deberíamos, entonces, pensar en la música como en la panacea para todos los males? Los estudios demuestran que *musicar* alivia el dolor, reduce los síntomas indeseables de la radioterapia, puede prolongar la vida o al menos mitigar el proceso de envejecimiento y ayuda a liberar la tensión emocional y restaurar el equilibrio mental, aunque probablemente no en la misma medida en todas las personas.

Hace un tiempo, la decisión de poner música clásica para reducir la delincuencia en algunas estaciones del metro de París fue acogida con un animado debate. La medida pareció ser muy efectiva, hasta que se hizo evidente que el crimen se trasladó a las estaciones en donde no se escuchaba a Bach y a Beethoven. ¿El experimento demostró que la música tenía efecto positivo en la mente criminal, o que los criminales fueron disuadidos por su sentido del gusto musical?

Desde la antigüedad hasta la actualidad, muchos autores han descrito el impacto positivo de la música, en el libro, Caicedo cita a muchas autoridades de los últimos tres mil años, de tradiciones occidentales y orientales; la observación sobre cómo la música puede aliviar la tristeza y el dolor por la muerte de un ser querido, que a menudo conduce a una sensación de catarsis que gradualmente transforma la pérdida en memoria y aceptación, o cómo la música contagia emociones y despierta excitación en una multitud en un evento masivo no es nueva, pero se ha expresado de formas diferentes a lo largo de los siglos. La escritura de Caicedo es refrescante, cercana y libre de jerga; es consciente de las sensibilidades actuales. El libro es reflexivo y te hará pensar;

es afirmativo, y se basa en la experiencia real más que en la quimera de la fantasía. El lector se siente atraído por un paisaje sonoro compartido que está constantemente en un estado de flujo y reflujo en el que la música es constante y cambiante.

Seguramente Caicedo tiene razón al concluir que el papel de la música en nuestras vidas se ha vuelto aún más importante en tiempos de pandemia, especialmente después de casi dos años en el que la actuaciones en vivo se han limitado a streaming y que la prohibición de cantar en coros ha acabado con la alegría de participar en la creación musical en compañía de otros, destruyendo la sociabilidad. Cantar en grupo es algo que muchos hemos experimentado y aún extrañamos en un mundo enmascarado, distanciado y confinado, esperemos temporalmente. Pero lo que no sabía, antes de leer este maravilloso libro, es que cantar en grupo estimula la producción de oxitocina, una hormona que se libera de forma natural durante el parto para fomentar el vínculo entre madre e hijo. Probablemente todos hayamos sentido que la música es un catalizador que puede unir elementos y transformarlos, pero ahora parece que nuestro sexto sentido se confirma biológicamente mediante una reacción química corporal. Entender este mecanismo no tiene por qué eliminar el misterio de la creación musical.

El filósofo y médico del siglo XV Marsilio Ficino (uno de los muchos autores citados por Caicedo) evocó maravillosamente este misterio —o magia, como la llama Caicedo— describiendo la música como la "decoración del silencio", una metáfora cada vez más conmovedora en una época de contaminación acústica sin precedentes. Ficino y otros pensadores de la época vieron el papel del intérprete como alguien con la capacidad de canalizar una actividad creativa superior: la *performance* se consideraba, esencialmente, un ritual que podía crear las condiciones para la conciencia contemplativa. Para ellos, como para Caicedo, la energía generada por la música puede ser recogida y sostenida por el intérprete, que sirve de canal durante la actuación musical en un diálogo íntimo con el oyente. Es este diálogo intangible el que puede conducir a ese escalofrío de comprensión, de reconocimiento de todo lo que es belleza, de todo lo positivo, todo lo que da salud, y todo lo que nos pone la piel de gallina.

Tess Knighton, ICREA Research Professor
Universitat Autònoma de Barcelona

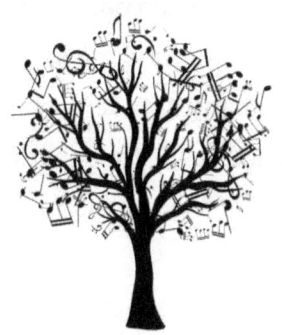

PRELUDIO

Seguramente puedas identificar algunas de las piezas musicales que han definido los momentos más importantes de tu vida, canciones que te han acompañado en momentos difíciles, te han ayudado a expresar emociones que de otra forma no saldrían. Sentiste quizá una energía incontrolable después de asistir a un concierto multitudinario, paz interior al escuchar una sinfonía o ganas de llorar al escuchar una canción de amor.

Y es que todos, en todos los tiempos y todas las culturas, hemos experimentado el poder del sonido, la vibración y la música.

En *El Kybalión*[1], recopilación de escritos provenientes del antiguo Egipto, aparecen los siete principios que rigen el universo, uno de ellos dice: "Nada está inmóvil; todo se mueve; todo vibra".[2] Esta aparentemente sencilla afirmación ha sido validada por la física cuántica, resultando en la teoría de las supercuerdas (*string theory*) que explica el funcionamiento del universo y de todos sus objetos en términos de vibraciones de delgadas cuerdas supersimétricas que se mueven en diez dimensiones de espacio-tiempo y una temporal.

El universo es una sinfonía de objetos en constante vibración, la vida es vibración, sonido. Tal como lo demostraron recientemente Pelling, Gralla y Gimzewski,[3] las células emiten sonidos, las células cantan y lo hacen de forma diferente en la salud y en la enfermedad.

Según mis padres, mi relación con la música empezó en el útero de mi madre, cuando, adelantados a su época, ponían música en su vientre con la esperanza de que influyera positivamente en mi desarrollo cerebral. A la edad de cinco años empecé mis estudios en el conservatorio, sumergiéndome en el universo de los sonidos y encontrando en la música a mi compañera más fiel, refugio en tiempos difíciles y herramienta terapéutica, catártica.

Como para ti, en mi vida, la música ha desempeñado diversas funciones, todas importantísimas. A los once años, cuando empecé a cantar, la música me facilitó la integración social que tanto me costaba, al ser una niña profundamente tímida. El canto se convirtió en mi forma de expresar emociones y facilitó mi integración en el grupo de la escuela, cosa que sin ella difícilmente hubiera logrado. En la adolescencia fue clave en la construcción de mi identidad, signo de rebeldía, vehículo de valores e ideologías. Si miro atrás la música ha estado presente en los momentos más importantes de mi vida, celebraciones, duelos, amores y desamores.

La medicina entró en escena a mis dieciseis años cuando empecé la carrera en la Escuela Colombiana de Medicina. Recuerdo que lo primero que hice al llegar a la facultad fue buscar el coro de la universidad. De nuevo la música fue la llave que abrió todas las puertas. Durante toda la carrera participé en el coro en donde encontraría a algunos de mis mejores amigos. Cuando inicié la práctica clínica, en cada hospital por donde pasé, presenté conciertos para los pacientes y médicos, recaudando fondos para los diversos servicios de los hospitales hasta ser conocida como "la doctora que canta".

Siempre supe, de forma intuitiva, que la música tenía efecto sanador, que los pacientes que la escuchaban se sentían mejor, que por algunos momentos sus dolencias se aliviaban, que se sentían más contentos y relajados, al igual que los médicos que se encontraban en el ambiente hospitalario que demanda tanto desde el punto de vista físico y psicológico.

Sin embargo, fue algunos años después cuando pude comprobar por experiencia propia el poder terapéutico de la música, cuando el estudio del canto y la disciplina asociada a él, que integra la respiración, la postura, la conciencia corporal y el sonido, me curó de un trastorno alimentario que acarreé durante años. Fue a través de la música que me sané, que aprendí a escucharme, hasta darme cuenta de que mi salud mental y física dependían de la practica musical, momento en el que decidí dedicarme profesionalmente a la música y dar un giro de ciento ochenta grados a mi vida.

Aunque en aquel momento creí que abandonaba la medicina, cuando inicié mi actividad como profesora de canto, me di cuenta de que cada clase era un acto terapéutico, un acto médico en donde trabajábamos conflictos psicológicos y dolencias físicas y re-aprendíamos formas de percibir y expresar a través del cuerpo y las emociones, todo mediado por el sonido.

Pude comprobar que el camino hacia la salud y el bienestar consistía en la composición consciente de una pieza musical armónica, única para cada persona y para cada objeto del universo. Una pieza también rítmica porque el universo, también como lo enunciaban los antiguos egipcios, es ritmo.

Todo en el universo tiene su sonido y su ritmo, el corazón, e incluso la *COVID 19,* que en los días en que escribo asola el planeta. Justamente mientras escribo estas lineas, escucho su melodía decodificada por el profesor Markus Buehler del Instituto de Tecnología de Massachusetts, quien junto a su equipo, asignó a cada aminoácido, los bloques de construcción de la proteína, una nota única, después, un algoritmo convirtió las notas en música. Según Buehler, escuchar la melodía ofrece una forma más intuitiva de comprensión de la proteína: "Necesitaría muchas imágenes diferentes, muchos aumentos diferentes para ver lo que el oído puede captar en un par de segundos de música".[4]

Esta comprensión auditiva, con seguridad resultará clave en el futuro para entender muchas patologías hasta hoy difíciles de comprender y tratar. A través del sonido y de la música podemos llegar más rápida y directamente al interior de las cosas y comprender el universo que vibra desde lo micro hasta lo macro. Tiene todo el sentido, pues es justamente a través del sonido como experimentamos la vida por primera vez en el vientre materno. Al nacer interactuamos con los sonidos del ambiente, construimos lazos emocionales a través de las voces, los cantos, los susurros.

Probablemente ahora estarás pensando en tu relación con la música, en el papel que esta ha jugado en tu vida y en tus relaciones, en la conformación de tu identidad, en tu salud, quizá también recuerdes experiencias musicales grupales que te han marcado.

Y es que la música, además de ser una experiencia individual de los sentidos es también una experiencia comunitaria con fuerte contenido simbólico, un espacio de representación de valores que define nuestra identidad. Parte de su belleza consiste en trascender lo individual para hermanarnos en una experiencia compartida.

Son tantas las formas en que se puede abordar el impacto de la música a nivel físico, psicológico y social, que decidí escribir este libro para intentar dilucidar el rol de la música y el sonido en la experiencia humana, la ancestral relación entre música, medicina y salud y las formas en que percibimos y procesamos la música a nivel cerebral.

Esta exploración refleja mi formación interdisciplinaria en la música, la medicina y las ciencias sociales y por ello integra aspectos históricos, científicos y musicales.

A la luz de las últimas investigaciones neurocientíficas intentaré dilucidar los procesos de cognición de la música, entender cómo funciona el cerebro cuando escuchamos y hacemos música y los muchos beneficios que tiene para la salud cerebral.

Descubriremos la relación entre ritmo, movimiento y salud, los mecanismos cerebrales que relacionan música, placer y emoción y las muchas formas en que la música mejora nuestra calidad de vida, induce bienestar, felicidad y sensación de propósito, de sentido último de la vida.

La percepción del sonido y de la música, una de las experiencias humanas más íntimas y personales, tan profunda como el pensamiento mismo, que penetra a lo más hondo del ser, ha sido clave en la evolución de la especie y puede ser también clave para la construcción de un individuo más consciente de sí mismo y de su entorno, un individuo con conciencia ecológica global.

El camino hacia la felicidad y hacia la salud física, mental y emocional está pleno de sonidos y de música. Te invito a recorrerlo y a empezar a comprender las muchas formas en que la música y las artes pueden convertirte en un ser más feliz, creativo, sano y conciente.

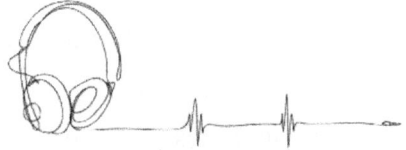

Capítulo 1

MÚSICA Y MEDICINA
HISTORIA DE UNA RELACIÓN

Resguardados en el útero materno iniciamos la vida flotando en un espacio parecido al mar, en constante movimiento y vibración. Nos acompañan el latido rítmico del corazón de nuestra madre y los múltiples sonidos producidos por sus órganos. Al llegar al mundo, un grito es la primera señal de independencia, afirmación del *yo soy*. Gestación y nacimiento son experiencias sonoras de la misma forma que lo fueron para los primeros homínidos hace miles de años. Desde entonces, sonido y música han sido parte central de la experiencia humana, herramientas de comunicación, de sanación y sobre todo espacios de representación simbólica en donde se construyen y negocian identidades individuales y colectivas.

Por su naturaleza efímera, que hace que sólo exista en el momento de su ejecución y que sea inaprensible, la música se ha asociado a lo largo de la historia con lo mágico, con lo espiritual, con las experiencias sublimes del ser que trascienden lo ordinario y nos transportan a otros tiempos, a otros estados emocionales y de conciencia.

Disciplinas tan diversas como la antropología, la filosofía, y la arqueología confirman que la música puede ser anterior al hombre paleolítico. Sus usos han sido tan variados como la cultura misma; desde los orígenes de la humanidad se asoció al ritual, siendo también vehículo de ideologías y marcador social.

Charles Darwin en su escrito *La expresión de las emociones en los animales y en el hombre*,[5] publicado en 1872 desarrolló la hipótesis de que la música fue necesaria para la selección sexual, siendo anterior al lenguaje. Al parecer, nuestros antepasados neandertales se comunicaban a través de gestos y vocalizaciones en los que se alternaban variaciones de tono y tiempo.[6]

Justamente es la capacidad para diferenciar variaciones de ritmo, tono, timbre y volumen en el lenguaje la que nos permite distinguir las emociones y el contexto de una conversación, incluso en idiomas que no conocemos. Por lo visto reconocemos una forma de comunicación primaria, muy antigua basada en los aspectos musicales de la comunicación. Según Daniel Levitin "los humanos descubrieron la comunicación del lenguaje hablado y luego, en algún momento, redescubrieron la música".[7]

¿Cómo comunicó y expresó aquel primer humano? ¿Qué ancestrales misterios develó aquella voz primitiva?

Fue precisamente la voz, ese primer contacto, lazo de unión, grito de guerra y dolor, llanto y expresión de júbilo la que descubrió los sonidos de la profundidad del alma humana.

Para el hombre actual, la voz, constituye el cordón umbilical que lo conecta con el pasado, manifestación de vida desde el primer grito, afirmación de presencia en el mundo. La voz, sonido emitido por el cuerpo, parte inseparable del cuerpo, a través de la oralidad se convierte en escenario de representación. Desde el lugar de lo oral aprendemos a llamar y a experimentar la confianza de ser escuchados; lo que se hace sonido da significado a la capacidad de escuchar.

Precisamente el hecho de que el sonido es parte del cuerpo, no sólo a través de la voz, sino a través de los múltiples sonidos producidos por los órganos, en una especie de sinfonía, perfectamente equilibrada y con una misma finalidad, lo que hace imposible separar los conceptos de música-sonido y medicina-salud.

El cirujano francés René Leriche (1879-1955) definió la salud como "la vida en el silencio de los órganos", sugiriendo que cuando gozamos de salud, no somos conscientes de la existencia del cuerpo, en la salud, el cuerpo se encuentra en silencio, no tiene la necesidad de mirarse a sí mismo.

Personalmente creo que salud y enfermedad se expresan a través del sonido. Las variaciones de la armonía, frecuencia y ritmo de estos sonidos serán los que definan la diferencia entre salud y enfermedad.

En 2002, los profesores de la Universidad de California James Gimzewski y Andrew Pelling inauguraron el campo de la sonocitología,[8] al descubrir a través de la bionanotecnología,[9] que las células emiten frecuencias de sonido a medida que vibran entre ellas; las células cantan. Este asombroso descubrimiento evidencia que la vida es vibración y ritmo y que el sonido es parte integral del cuerpo, de alguna forma explica la antigua relación entre música y medicina, dos disciplinas relacionadas en sus inicios con lo sobrenatural, lo espiritual y lo mágico.

Existen numerosas evidencias sobre el uso de la música y el sonido en rituales mágicos y religiosos en los que los chamanes, primeros intermediarios entre los dioses y los hombres, conocedores de plantas, interpretadores de sueños, médicos y místicos, la utilizaron para curar y llegar a estados alterados de conciencia. La figura paleolítica del "Danzante enmascarado", conocido también como el "pequeño brujo con arco musical", encontrada en las cuevas de *Les Trois Frères,*[10] muestra a un individuo en posición erguida vestido con piel y cabeza de bisonte celebrando algún tipo de ritual de danza, acompañado por un objeto que podría interpretarse como un instrumento de viento o como un pequeño arco musical semejante a los que en la actualidad emplean algunas tribus africanas.

Desde Siberia hasta el Amazonas, pasando por las tribus

norteamericanas y asiáticas, el chamán ha cumplido funciones de relevancia dentro de la comunidad, como guía espiritual y social, y también como sanador, o "hombre-medicina" como se le llama en algunas tribus indígenas.[11] El rol del chamán, desempeñado en muchas culturas por las mujeres, quienes se creía poseían la capacidad para contactar con otras realidades, estuvo vinculado siempre con la música y la danza, elementos indispensables para alcanzar estados alterados de consciencia.

Prácticamente todos los sistemas de pensamiento y tradiciones espirituales han utilizado algún tipo de expresión musical para adorar, invocar o pedir el favor de sus deidades. Asimismo, diversas teorías científicas, religiosas y filosóficas antiguas y modernas atribuyen la estructura y existencia del universo al sonido.

En la cultura occidental solemos remitirnos al *Nuevo Testamento* cuando San Juan dice: "En el principio era el Verbo, y el Verbo era con Dios, y el Verbo era Dios", sin embargo, mucho antes, alrededor del 2000 a.C., en la antigua Babilonia, los asirios consignaron en el *Código de Hammurabi* el uso de la música con fines terapéuticos en uno de los documentos más importantes de la historia de la medicina en la que se regulaba la práctica médica con gran detalle.[12]

Más tarde, entre los siglos V a.C. y IV a.C, los antiguos griegos otorgaron gran importancia a la música, considerándola parte integral de la medicina.

Platón afirmó en *La República* "La música es soberana porque el ritmo y la armonía encuentran su camino hacia el alma más íntima y se apoderan de ella con fuerza, impartiéndole gracia". También Aristóteles estudió los efectos de la música, centrándose en sus propiedades catárticas. Según él, la música ayuda a "superar sentimientos como la piedad, el miedo o el entusiasmo", y la música mística permite "curar y purificar el alma".[13] Ambos filósofos creían en la capacidad sanadora de la música.

Para los pitagóricos, música y matemáticas estaban íntimamente ligadas. La música, hecha de intervalos que representan relaciones numéricas, poseía los mismos atributos morales que poseían los números. Su rutina diaria incluía interpretar música en la mañana para prepararse para el día y en la noche para aclarar la mente y prepararse para el sueño[14]. Los pitagóricos también sostuvieron que la música audible en la tierra reflejaba la música de las esferas.[15]

En su libro *Vida de Pitágoras*, Porfirio dice:

> "En efecto, desde el alba ocupaba su tiempo conversando en el umbral de su casa, acompasando su voz a la lira y cantando algunos poemas antiguos de Teletas. Entonaba también los versos de Homero y Hesíodo que, estimaba suavizaban el alma. Y practicaba ciertas danzas que creía proporcionaban al cuerpo agilidad y salud. Apreciaba extraordinariamente a sus amigos, y fue el primero que declaró que los asuntos de los amigos eran comunes y que el amigo era la réplica de uno mismo. Y si estaban sanos, pasaba tiempo con ellos; si se encontraban enfermos del cuerpo, los cuidaba y si sus lesiones eran

psíquicas, les daba ánimos a unos, con conjuros y ensalmos, a otros con música. También tenía para las enfermedades somáticas cánticos guerreros; al entonarlos, restablecía a los enfermos. Había otros que provocaban el olvido del dolor, calmaban los arrebatos de cólera y eliminaban los deseos absurdos".[16]

Entre los siglos IX y XI, era dorada de la medicina árabe, el famoso médico Ibn Sina (980-1037), autor del *Canon de la Medicina*, libro traducido al latín y considerado de referencia durante siglos por los médicos occidentales, hace especial mención al uso de la música como terapia. Durante el Califato de Cordoba se recetaba a los enfermos mentales escuchar diariamente bellas voces y canciones[17] y los Sufis afirmaban que todas las acciones del universo, las visibles y las invisibles, son musicales, somos música. Nuestros cuerpos vibran reflejando la sinfonía del universo.[18]

Mientras la medicina y las artes florecían en el mundo árabe, en Europa durante la Edad Media la música era un arte anónimo y colectivo, como lo era también la enfermedad. La gente sufría en común el terror, el dolor y la muerte por epidemias sucesivas de causa desconocida.

Cuando apareció la *Peste Negra*, uno de los acontecimientos más traumáticos en la historia europea, música y medicina se asociaron de forma inesperada: hordas de hombres, mujeres y niños recorrían ciudades y campos bailando frenéticamente. Cuando en una ciudad aparecía la enfermedad, no era al médico sino al músico a quien se acudía, en la creencia de que sólo el baile la haría desaparecer. Los flagelantes, grupos de cantantes, entonaban en grupo *Geisslerlieder*[19], cantos implorando ayuda divina y pidiendo perdón por los pecados, la música se erigía como el camino directo a Dios, la herramienta para sanar.

Testimonio de la relación de música y medicina en esta época es el famoso *Decameron*, escrito poco después de la Peste Bubónica que asoló a Florencia en 1398. En él, Bocaccio construyó una historia cuyo hilo conductor son diez canciones escritas durante el confinamiento. Con una clara función sanadora, cada canto se entonaba en grupo como fórmula de protección ante el avance inminente de la peste.

Se concedía tanto poder a la música para la sanación que la ley obligaba a quienes aspiraban a ser médicos a apreciar y estudiar la música por considerarla esencial para el mantenimiento del bienestar de los pacientes. Se creía que curar la psique a través de la música sanaba el cuerpo, e incluso se recomendaban melodías específicas para diversas enfermedades. Por ejemplo, el remedio para la gota consistía en escuchar alternadamente el sonido de la flauta y el arpa, por supuesto estos remedios estaban al alcance de unos pocos privilegiados.

La teoría médica y musical se asociaron a los cuatro humores hipocráticos —sangre, flema, bilis amarilla y bilis negra— y a los cuatro elementos del cosmos -aire, agua, tierra y fuego-, admitiendo que tanto la buena salud como la buena música dependían del perfecto equilibrio entre estos elementos. El placer de la música se recetaba clínicamente como remedio para la ira, la pena y la preocupación.

En Italia, Marsilio Ficino (1433-1499), médico, músico, astrólogo y sacerdote, y uno de los traductores más prolíficos de Platón de la edad moderna, escribió en su *De vita* [20] (libro de la vida) que la música encarna la perfección y la armonía e induce la sensación de calma en oyentes e intérpretes. Ficino tradujo también los *Cantos de Orfeo* al latín, develando el poder de la música sobre la naturaleza.[21] Según él, si la música se interpreta con regularidad, el espíritu adopta las características de la música escuchada. Equiparaba la música al alma, a lo intangible y lo celestial.

Como muchos pensadores renacentistas, consideraba a la enfermedad como el resultado del desequilibrio de los cuatro humores, en conexión directa con la naturaleza, tanto que cuando trataba a un paciente relacionaba su naturaleza única con la música de los planetas:

> La música se impregna del poder divino de modo que cuando se eligen tonos particulares, estos reflejan el modelo de los cielos y los siete planetas. Los planetas tienen voces o sonidos. Los sonidos de Saturno son lentos, profundos, ásperos y quejumbrosos; Los de Marte son rápidos, agudos, feroces y amenazantes; Júpiter tiene armonías profundas e intensas, dulces y alegres en su constancia, la música de Venus es voluptuosa con desenfreno y suavidad, la de Apolo se caracteriza por la gracia, la reverencia y la simplicidad, y Mercurio por su vigor y alegría.

El veneciano Gioseffo Zarlino (1517-1590), uno de los grandes teóricos de la música del renacimiento, escribió *Istitutioni harmoniche*, obra monumental en la que se refleja la visión de la época sobre la relación entre música y medicina. En su libro primero, titulado *De las alabanzas a la música*,[22] afirma: "absolutamente nada puede encontrarse en lo que la música no tenga la más grande conveniencia". Para Zarlino saber de música es indispensable para el médico:

> Si el médico no entiende la música, ¿cómo va a entender los pulsos de sus pacientes tal como el sabio Herófilo recomendó, basándose en las proporciones musicales?[23]

A partir de 1550 y hasta inicios del siglo XVII se invirtieron grandes esfuerzos para dilucidar la relación entre música y emociones. Fue en *La Doctrina de las emociones*[24] en donde se plasmaron los primeros intentos de conectar la razón empírica con la música, conectando ciencia y música para explicar diversos estados emocionales como la cólera, el deseo, la admiración, el amor, el vigor y la alegría, sentimientos que en opinión de los teóricos de la época eran opuestos a la tristeza, la suavidad y la dulzura. Esta doctrina tuvo gran influencia en la música barroca, reflejándose en obras de importantes compositores como Bach o Handel.[25] Es muy significativo que durante el siglo XVII las artes curativas fueran representadas por Apolo, dios de la música y de la medicina.

Grandes figuras de la época pusieron el tema en el centro de sus disquisiciones. En 1618, un joven René Descartes

(1596-1650) publicó el *Compendium musicae,* en el cual explica el placer de la música utilizando la matemática en lo que llamó la "geometría de los sentidos". En él afirma que la música proporciona placer y despierta emociones, otorgando un papel preponderante a los órganos sensoriales.[26] En 1649 en *Les Passions de l'âme* describió las seis pasiones en términos de sus efectos en la mente y su relación con los movimientos y espíritus de la sangre.

En 1650, el Jesuita, matemático y filósofo alemán Athanasius Kircher (1601-1680) escribió *Musurgia Universalis,* obra que influenció a compositores tan importantes como Handel y Bach.[27] En ella explora la existencia de diferentes estilos musicales y afirma que las características emocionales y fisiológicas de un individuo determinan sus preferencias musicales de tal manera que se puede tratar a una persona con diferentes tipos de música para inducir diferentes estados emocionales y fisiológicos. Según Kircher, el cuerpo y el alma adoptan el espíritu de la música.[28]

Hasta el siglo XVII, los estudios sobre la relación entre música y salud se confinaban a las élites intelectuales y aunque la música se usaba como terapia para muchas enfermedades, no se sabía cómo actuaba. Los efectos fisiológicos de la música en la salud seguían siendo un misterio.[29] Pocas personas y en ocasiones especiales tenían acceso a la música que era un fenómeno de espacios privados.[30]

Fue en el siglo XVIII, cuando con La Ilustración, los escritos sobre música y salud se hicieron cada vez más científicos y enfocados en entender los efectos fisiológicos de la música incluyendo los cambios que producía en la presión arterial, la respiración y la digestión.[31] Como ejemplo encontramos los trabajos de Richard Browne *Medicina música: un ensayo mecánico sobre el canto, la música y los bailes que sus usos y abusos* (1727),[32] y los de Richard Brocklesby, *Reflexiones sobre música antigua y moderna, con la aplicación a la cura de enfermedades* (1749).[33]

Browne inicia su libro diciendo:

> Cantar es el enemigo de los pensamientos melancólicos, que continuamente se intentan suprimir, y por lo tanto el canto es promotor de la alegría. El canto proporciona serenidad mental, además de ser benéfico para la digestión debido al uso de los músculos abdominales y del diafragma. Cantar proporciona elasticidad muscular y despierta la mente y el cuerpo.

Más tarde, en el siglo XIX, el físico y médico alemán Hermann von Helmholtz inaugura el campo de la fisiología acústica. Considerado uno de los precursores de la psicología experimental, Helmholtz inventó el resonador de Helmholtz, aparato para analizar las combinaciones de tonos que generan sonidos naturales complejos. Sus investigaciones sobre los efectos emocionales de las armonías en la psique fomentaron la aplicación de la música en el entorno clínico y abrieron camino a numerosos estudios en los campos de la percepción y la musicología.

También en el XIX, en la Isla de Blackwell en Nueva York, se registró la primera intervención de musicoterapia en un entorno institucional así como el primer experimento sistemático de musicoterapia, en el que se usó la música para alterar los estados de sueño durante la psicoterapia.[34]

En el campo de la cirugía fue el Dr. Evan O'Neill Kane uno de los primeros en utilizar la música en entornos quirúrgicos, publicando en 1914 un informe sobre el uso del fonógrafo en el quirófano[35]. Al año siguiente el Dr. W. P. Burdick publicó una descripción más detallada del experimento en el *Anuario Americano de Anestesia y Analgesia*: "descubrí que los pacientes que escuchaban música toleraban mejor la inducción anestésica y se beneficiaban de la reducción de la ansiedad antes de sufrir los horrores de la cirugía".[36]

Cuatro décadas más tarde se demostró el efecto de la analgesia auditiva al observar una disminución de la necesidad de analgésicos en pacientes sometidos a procedimientos dentales dolorosos si estaban expuestos tanto al estímulo auditivo fuerte como a música de fondo. Investigaciones posteriores sugirieron que la exposición a la música reduce la variabilidad hemodinámica, el dolor postoperatorio, la cantidad de medicación sedante y analgésica necesaria y el tiempo de recuperación postoperatoria.[37] También disminuye los niveles de dehidroepiandrosterona, epinefrina e interleucina-6 y varias otras sustancias asociadas con el estrés y aumenta significativamente las concentraciones plasmáticas de la hormona del crecimiento, con su consecuente impacto en la inmunidad.

Los siglos XX y XXI han abierto nuevos campos de estudio que combinan música y medicina, develando poco a poco los efectos de la música, la forma en que la procesamos en el cerebro y su relación con la salud. Lentamente respondemos a las preguntas que se hacían los antiguos y entendemos los complejos mecanismos que toman parte en la percepción de la música, no solo desde el punto de vista biológico sino también cultural, porque aunque la música la percibimos a través del cuerpo, es inseparable de su entorno cultural. La música está cargada de contenidos simbólicos, refleja los valores sociales y culturales del contexto en el que se produce.

Aunque en todas las culturas del mundo la música tiene un papel social central y poderes curativos incuestionables, algunas personas creen erróneamente que la única música con efectos terapéuticos es la música clásica centro europea; recordaremos el famoso *Efecto Mozart* que llevó a millones de personas a creer que escuchar la música de Mozart y sólo esa, aumentaba la inteligencia de sus hijos. Nada más lejos de la verdad. Esta creencia se extendió debido a que el racionalismo ilustrado, que puso a Europa en el centro de la historia y que impregna toda la academia y la ciencia, legitima sólo a las músicas provenientes del eje europeo occidental y por lo tanto la mayoría de las investigaciones sobre los efectos de la música en la salud suelen hacerse utilizando estas músicas.

Es verdad que escuchar la música de Mozart impacta positivamente nuestra salud, pero afortunadamente no es la única. El efecto que tiene la música sobre nosotros está ligado a la cultura en la que hemos crecido y a las experiencias y asociaciones que tenemos con ella. Las muchas y diversas músicas del mundo tienen efectos en la salud a nivel físico y emocional.

Otro de los aspectos maravillosos de la música es que además de ser una experiencia individual del aparato perceptual, es también una experiencia colectiva, de comunicación, que nos integra a un grupo, que nos relaciona con él. Esto hace posible que todos nosotros, independientemente del contexto en el que nacimos, identifiquemos canciones que marcaron diversos periodos de nuestra vida, que fueron, por decirlo de alguna manera, la banda sonora de los diferentes momentos de nuestra existencia. La música entonces se convierte en un marcador social y se asocia con las emociones, con la memoria y sobre todo con nuestra identidad.

Nos preguntamos: ¿Por qué unas canciones nos hacen llorar, unas reavivan el sentimiento patrio y otras nos transportan al pasado?, ¿Por qué algunas queremos cantarlas mientras que a otras las ignoramos?, ¿Por qué las mismas canciones cambian de función y significado en el tiempo, como si tuvieran vida propia y escribieran su propia biografía?

"Dime qué escuchas y te diré quién eres" sería el *slogan* apropiado. La música que escuchamos nos identifica y afilia a un conjunto de valores, a una clase, a un lugar, a una generación, a un estado de ánimo, a un deseo o aspiración. Habla de nuestra historia convirtiéndose en cimiento de la memoria.

Parece increíble que una cosa abstracta como la música sea una parte tan importante de la experiencia humana. Su ubicuidad e intangibilidad hacen que no nos paremos a reflexionar sobre su importancia, sobre el papel central que tiene en nuestra vida, en lo decisiva que es para nuestro equilibrio físico y emocional.

En los próximos capítulos intentaremos conocer las formas en que el cerebro procesa la música, sus diversos usos terapéuticos en el siglo XXI y los formas como podemos integrarla conscientemente en nuestra cotidianidad para alcanzar una vida sana y equilibrada.

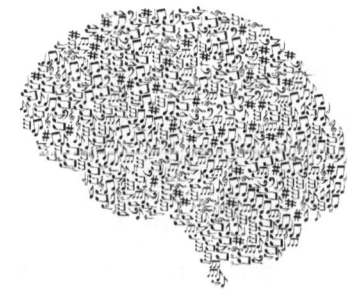

Capítulo 2

MÚSICA Y COGNICIÓN

Todos hemos experimentado la emoción de escuchar una canción que nos recuerda un momento especial de la vida, una etapa, un amor, una separación. Sabemos de forma intuitiva que cuando escuchamos música nuestro cerebro está haciendo algo mucho más complejo que escuchar y procesar un sonido.

Diversas tradiciones culturales del mundo reconocen que el sonido no es simplemente una cosa de percepción auditiva. Por ejemplo, los Tuvan, cantantes de garganta del sur de Siberia,[38] dibujan paisajes a través de sonidos y gestos vocales[39] y la comunidad Yoreme de México pinta dibujos sónicos para transformar su percepción espacial a través de progresiones musicales específicas.[40]

Desde el punto de vista neurológico, numerosos estudios han evidenciado que el sonido afecta las regiones fronto-temporo-parietales del cerebro lo que determina un procesamiento del sonido multimodal.[41] Esto significa que al percibir un sonido, nuestro cerebro activa al mismo tiempo muchos procesos interconectando varias zonas cerebrales. Estas conexiones permiten por ejemplo que personas con Alzheimer que han perdido la habilidad de reconocer a sus seres más próximos, reconozcan o ejecuten melodías muy complejas,[42] que una canción nos impulse a bailar o que en la letra de una canción podamos descifrar metáforas poéticas que afectan nuestras emociones.

De hecho, nuestra percepción del mundo depende de nuestra habilidad de establecer conexiones cruzadas multimodales entre nuestros sentidos.[43]

Para entender estos procesos muchos investigadores han estudiado la sinestesia, condición que permite que algunos individuos perciban estímulos sensoriales por dos o más sentidos a la vez. Proveniente del griego *syn* que significa con y de *aisthesis* que significa sentido, la sinestesia está presente en aproximadamente 1 de cada 200 individuos en los EE.UU.[44] Ellos poseen una hiperconectividad neurobiológica que les permite de forma involuntaria percibir estímulos simultáneos como por ejemplo ver los colores de los sonidos o escuchar los sabores, etc.[45]

Es famoso el caso del compositor ruso Alexander Scriabin (1872–1915), quien veía los colores de la música y propuso la creación de un *Omni-art*, una síntesis de música, filosofía y religión con un lenguaje estético que unificaba música, imagen, olfato, drama, poesía y danza. Con ello buscaba llevar a la mente humana hacia una realidad más alta y compleja, hacia el éxtasis.

Su interés en la relación entre sonido y color le llevó a componer *Le poème de l'extase* y *Prométhée, Le poème du feu, op.60*, obras en las que mezclaba los dos elementos. Estaba tan convencido de que la experiencia del color intensificaría la experiencia auditiva que declaró que la audiencia absorbería su *Prométhée* de forma completa si se bañaba en el color correspondiente a la música.[46]

Aunque sólo un pequeño porcentaje de la población mundial es sinestética, en 1929, con su famoso experimento *Kiki-Boulba*, Köhler[47] demostró que más del 90% de los sujetos estudiados relacionaban la palabra *Kiki* con una forma puntuda y la palabra *Boulba* con una forma redondeada.

Quizá tú también relaciones los sonidos agudos con el frío, o con sabores ácidos o los sonidos graves con colores oscuros, calientes y redondeados. Cada persona tiene asociaciones diferentes entre música, colores, texturas y sabores que demuestran que una gran parte de la población general exhibe rasgos sinestéticos y que por lo tanto existe la percepción multimodal, aunque no se exprese de la forma extrema como sucede en los sinestéticos. Entender la sinestésia sirve entonces para estudiar los diferentes grados de conectividad cerebral al escuchar un sonido y así argumentar las relaciones entre música, movimiento y emoción.[48]

¿Cómo escuchamos?

Entender cómo escuchamos es es el primer paso para comprender la percepción del sonido. Un sonido es básicamente la impresión producida en el oído por un conjunto de vibraciones que se propagan por un medio elástico, como el aire o el agua. El sonido se propaga de una partícula a otra. Cuando el sonido alcanza el oído, por ejemplo una palabra o una canción, es inicialmente captado por nuestro sistema auditivo de forma básica, elemental. El oído humano puede captar sonidos entre los 20 Hz – 20 kHz. Es más sensible entre los 2 kHz y los 5 kHz. Se ha visto que los límites superiores disminuyen con la edad.

El sistema auditivo es maravilloso porque es capaz de detectar variaciones de presión minúsculas. El oído se divide en oido externo, medio e interno. Las ondas sonoras viajan desde el oído externo a través del conducto auditivo, haciendo que el tímpano vibre. A su vez, esto hace que los tres huesecillos del oído medio, conocidos como martillo, yunque y estribo, se muevan. Estas vibraciones pasan a través de la ventana oval al fluido de la cóclea del oído interno, estimulando miles de pequeñas células ciliadas. Estas vibraciones se transforman en impulsos eléctricos que el cerebro percibe como sonido. Si alguno de los componentes pierde su capacidad de moverse, ya sea como resultado de una infección, una cicatriz, o patología, esto tendrá un impacto negativo en la capacidad auditiva. A pesar de ser un órgano muy sensible, afortunadamente el oído tiene mecanismos de protección frente a sonidos muy intensos o frecuencias muy altas.

Sin embargo, la percepción del sonido es mucho más compleja que la mera transmisión de ondas a través del aparato auditivo, este es sólo el inicio de un conjunto de procesos que activan diversas areas y redes —la percepción multimodal— vinculadas a la emoción, a la memoria, a las imágenes. Estudiar la percepción del sonido y de la música implica entonces estudiar los mecanismos de cognición cerebral.

¿Qué es y cómo se estudia la cognición?

La cognición es una característica humana sin la cual no podemos sobrevivir. Se ha definido de diversas formas, desde los procesos de pensamiento general y la capacidad intelectual que implican memoria, atención y aprendizaje hasta la adquisición de conocimiento del medio ambiente y los sistemas sensoriales. También involucra el procesamiento y adquisición de idiomas.

Aunque existe una superposición sobre las regiones del cerebro involucradas en la ejecución de las diferentes funciones cognitivas, también hay cierta especificidad dependiendo de qué capacidad cognitiva estemos hablando.

La zona del cerebro que habitualmente se asocia con procesos de cognición complejos como la memoria episódica, el razonamiento y las habilidades espaciales[49] es la corteza prefrontal.[50]

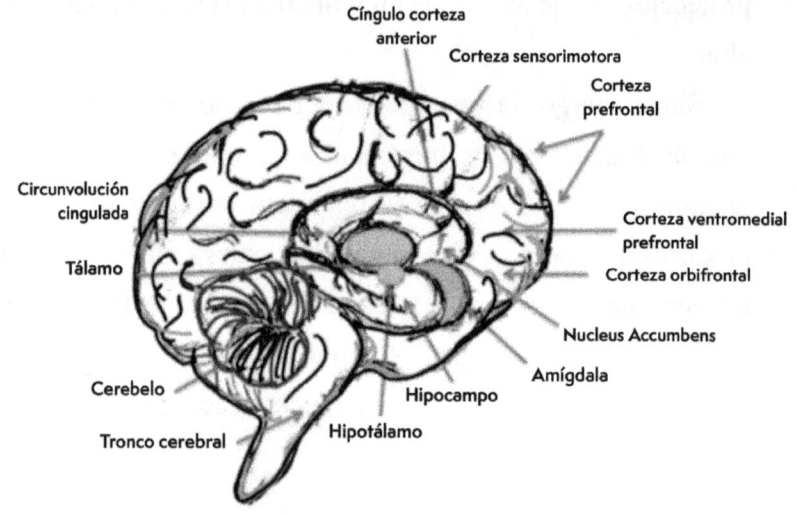

Por su parte el control de la atención se atribuye a la circunvolución del cíngulo anterior dentro del lóbulo frontal[51], aunque, al ser necesaria para realizar otras tareas cognitivas de manera efectiva se localiza en múltiples regiones del cerebro[52]. Implica un sistema de funciones que integran la capacidad de centrarnos en una tarea y al tiempo filtrar los estímulos innecesarios a la tarea en cuestión, por ello involucra simultáneamente a diferentes regiones del cerebro[53] y vincula diversos procesos cognitivos, perceptivos y acciones motoras.[54,55]

La memoria se atribuye a las regiones prefrontal y temporal del cerebro, en particular al hipocampo.[56] Estos procesos los lleva a cabo el sistema límbico encargado también, de los procesos de aprendizaje junto al tálamo y al cerebelo, estructura asociada con el aprendizaje de movimientos complejos necesarios para tocar instrumentos musicales.[57]

Los procesos cognitivos que implican atención, memoria y aprendizaje, son posibles gracias a los estímulos adquiridos a través de los sentidos, de nuestro sistema perceptual que incluye al tacto, el gusto, la visión y el oído. De hecho, con frecuencia se define la cognición como el aprendizaje que elaboramos gracias a la información obtenida del medio ambiente a través de los sentidos.

Hasta hace relativamente poco, los estudios de la cognición han estado dominados por dos paradigmas, el cognitivista y el adaptacionista. Estos modelos buscan explicar de qué forma funciona el cerebro, cómo se realizan las operaciones mentales y los mecanismos evolutivos que han contribuido al desarrollo de estas capacidades cerebrales. Estas formas de entender y estudiar el cerebro han influenciado la manera en que estudiamos la percepción y la cognición de la música.

Tenemos que remontarnos a la década de los 40 para encontrar los inicios de la ciencia cognitiva tal la entendemos ahora. En el auge del movimiento de la cibernética, los investigadores del cerebro introdujeron la idea de que los procesos mentales se asemejaban al funcionamiento de los ordenadores.[58] La influencia de este modelo en el estudio de la cognición promovió una visión descorporalizada de la cognición y de la experiencia musical. Bajo este paradigma la cognición de la música se estudiaba sólo como análisis de símbolos, conceptos, representaciones, ignorando el rol de las emociones y las percepciones corporales.

En contraste, la concepción cognitivista de la mente promueve una visión de la mente organizada en módulos que se adaptan gradualmente en la medida en que evolucionan.[59] Como resultado, la complejidad del pensamiento humano se analiza en términos de la evolución de módulos de cognición que se adaptan por selección natural con el fin de contribuir a la supervivencia del individuo.[60]

Varios autores cuestionan el modelo cognitivista-adaptacionista por considerar que no toma en cuenta factores epigenéticos o medioambientales, es decir, ignora en parte la influencia del medio ambiente y al hacerlo establece una división entre mente, cuerpo y medio ambiente.[61]

En tiempos recientes se ha desarrollado un paradigma que entiende la cognición como un proceso permanente de intercambio y conversación entre cuerpo y medio ambiente en donde la percepción multimodal, la actividad sensorimotora, las emociones y los procesos metabólicos están en continuo movimiento.[62,63]

Para los neurocientíficos estudiar la percepción y el procesamiento de la música es de gran interés ya que se requiere la activación de múltiples áreas del cerebro simultáneamente. Por ejemplo, cuando aprendemos a interpretar un instrumento musical realizamos simultáneamente múltiples acciones motoras y sensoriales muy exigentes a nivel cognitivo.[64,65]

Imaginemos a un estudiante de piano o de guitarra que presiona las teclas o las cuerdas y al tiempo lee la partitura. En esa acción que parece tan simple, el cerebro percibe a través de la vista las notas de las partitura y las traduce en movimientos. Simultáneamente el oido capta los sonidos producidos y corrige los movimientos.

El acto de tocar un instrumento requiere funciones de altísima especificidad que se extienden a diversas regiones cerebrales. Entre más compleja es la música más atención se requiere. La experiencia musical incluye además diversos elementos como el ritmo, el tempo, y la afinación. Sin embargo, cuando hablamos de cognición de la música no solamente nos referimos a los procesos que ocurren cuando se ejecuta un instrumento, puesto que el hecho de escuchar música, sin interpretarla, también estimula diversas zonas cerebrales y requiere procesos complejos. Podemos relacionarnos con la música de forma activa o pasiva.

Sin duda la experiencia musical es mucho más que la mera adquisición y procesamiento de estímulos auditivos. Percibimos la música y la dotamos de sentido de acuerdo al contexto social, cultural e histórico que habitamos. La música tiene significado para nosotros según nuestro contexto pero al mismo tiempo la música dota al contexto de significado. Es decir, la música no se puede entender como algo externo, aparte de nosotros. Para existir como tal tiene que ser parte integral de nuestro ambiente social, psicológico, histórico, cultural. Es por esta razón que Small argumenta que música no debería usarse como sustantivo sino como verbo y propone el término *musicking* —musicando—.

Musicar es participar en cualquier capacidad, en una interpretación musical, ya sea interpretando, escuchando, ensayando o practicando, proporcionando material para la interpretación (lo que se llama componer) o bailando. A veces incluso podríamos extender su significado a lo que está haciendo la persona que toma las entradas en la puerta o los hombres que mueven el piano y la batería o quienes montan los instrumentos y realizan las pruebas de sonido o quienes limpian después de que todos los demás se hayan ido. Todos ellos también están contribuyendo a la naturaleza del evento que es una actuación musical.[66]

Vista así la naturaleza de la música no recae en objetos externos a nosotros, la música no son los instrumentos u objetos que la producen, no son las personas que la interpretan. En realidad la música es una acción, algo que hacemos en lo que participamos ya sea escuchando, interpretando, bailando, practicando, etc.[67] Musicar es una acción que se realiza, se vive, se experimenta, a través del cuerpo, un cuerpo en permanente relación y conversación con su medio ambiente.

Esta visión del hecho musical nos aleja del modelo cognitivista que reduce la música a un concepto, símbolo o proceso mental para acercarnos a un modelo que necesita del cuerpo; la música se vive a través del cuerpo, se corporaliza. Al hacerlo se inserta en el medio ambiente social, histórico y cultural, es decir, cuando musicamos, lo hacemos desde un lugar social, histórico, desde un género, una edad, una cultura, un nivel educativo. Sólo podemos musicar desde un cuerpo en permanente conversación con su medio ambiente, en continuo cambio y adaptación biológica. El cuerpo se convierte en territorio de expresión cultural, moldeado por el ambiente y la cultura.

Quizá te sorprenda saber que en muchas culturas no existe el concepto de "música" tal como la conocemos en occidente, un hecho puramente sonoro. En muchos lugares lo que llamamos música es parte integral e inseparable de prácticas culturales que incluyen a la danza, las artes escénicas e incluso la pintura. Por ejemplo, los Patuas del este de Bengala en la India, casta nómada de pintores de pergaminos enrollados, cantan las escenas que pintan, es decir, la pintura y la música son inseparables.[68] En muchas otras culturas música y danza son una misma cosa, lo cual tiene sentido porque las dos tienen en común el movimiento.

Cuando el movimiento del cuerpo produce sonido se produce música y cuando el movimiento se expresa puramente como forma es danza.

Si prestamos atención, siempre que hacemos música nos estamos moviendo, no sólo para producir el sonido, por ejemplo al mover los dedos para tocar un instrumento, sino también llevamos el ritmo con el cuerpo, bailamos. ¿te imaginas a un cantante de salsa, de bossanova, de ópera o de rock cantando sin moverse? ¿O a un intérprete de jazz tocando su instrumento congelado como una estatua? Es impensable porque la música lleva implícita el movimiento.

El sonido es el estímulo inicial que da origen a un conjunto de procesos en múltiples áreas del cerebro. Al recibir el estímulo musical se inician conexiones a muchos niveles que impactan ámbitos como la emoción, la motricidad, la memoria, el afecto, y un sin fin de reacciones metabólicas que suceden en el cuerpo.

El estudio de la música confirma que no existe tal cosa como la división mente cuerpo, tampoco existe el pensamiento, como una abstracción, un mero procesamiento de símbolos a nivel neuronal.

Podemos confirmar que los procesos cognitivos no suceden exclusivamente en el cerebro, al contrario pasan a través del cuerpo sin limitarse a él. La cognición se inicia en el cuerpo, un cuerpo inseparable del medio ambiente que le estimula, un cuerpo que es también un cuerpo cultural. El medio que me rodea, lo que toco, veo, escucho, los objetos y dispositivos que utilizo forman también parte de mi cognición, una cognición extendida e insertada en el medio.

Esta visión ecológica de la cognición es la que hoy se llama la cognición *4E*. Se denomina *4E* porque hace referencia a cuatro conceptos que en inglés se inician con la letra E: *Embodied* (corporalizada), *Extended* (extendida)[69], *Enacted* (representada) y *Embedded* (incrustada).[70]

La evolución del estudio de la cognición de la música, que en relativamente corto tiempo ha transitado desde el modelo cognitivo-adaptativo a un modelo *4E* multimodal-cruzado, refleja la tendencia de la sociedad occidental del siglo XXI a cuestionar la compartamentalización de los saberes, a aceptar la necesidad de la transdisciplinariedad y a reconocer que somos inseparables del medio que habitamos.

Ahora que entendemos cómo percibimos y procesamos los sonidos descubriremos cómo funciona el maravilloso cerebro de los músicos.

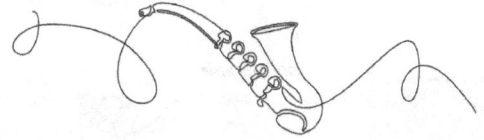

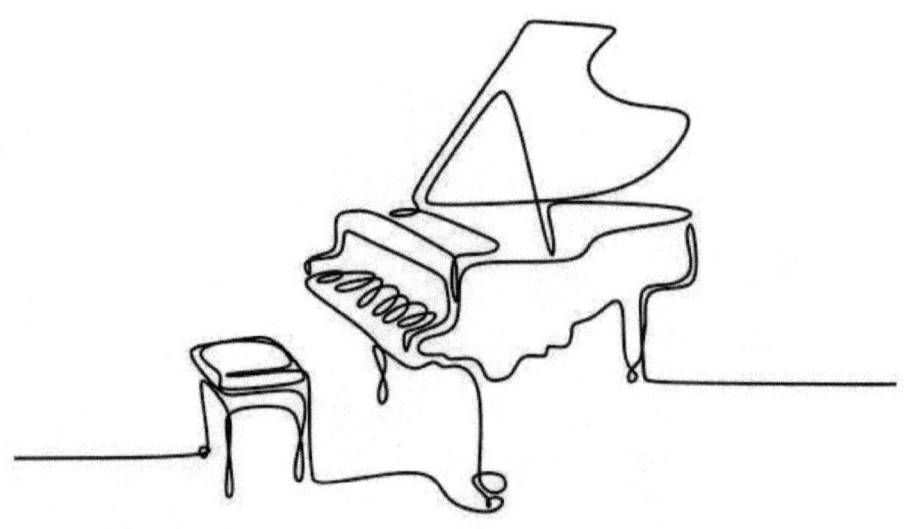

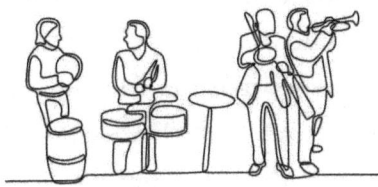

Capítulo 3

EL MARAVILLOSO CEREBRO DE LOS MÚSICOS

El cerebro es un órgano maravilloso y también misterioso. Aún tenemos mucho que descubrir sobre su funcionamiento, sobre los miles de procesos que constantemente lleva a cabo aún en las tareas más sencillas.

En actividades complejas como interpretar un instrumento o cantar, nuestro cerebro activa múltiples zonas y funciones simultáneamente. Se activan, al mismo tiempo, mecanismos corticales relacionados con la ejecución de funciones cognitivas y motoras de alta especificidad y múltiples sistemas sensoriales. Practicar música es por decirlo de forma sencilla, como realizar un ejercicio de alto rendimiento para el cerebro.

De hecho, diversos estudios que comparan las habilidades cognitivas de músicos con las de los no músicos de la misma edad muestran que los primeros se desempeñan significativamente mejor y responden más rápidamente en todas las pruebas de habilidad cognitiva, demostrando que el entrenamiento musical es un factor protector del envejecimiento neuro-cognitivo. Al practicar un instrumento ejercitamos la percepción, la atención, la memoria y los procesos de aprendizaje.[71]

Conocer estos beneficios debería inspirarnos para incluir la música en nuestras actividades cotidianas, especialmente si pensamos que vivimos en una sociedad que día a día extiende su expectativa de vida, es decir, es probable que vivamos hasta edades muy avanzadas, ojalá en uso de nuestras habilidades cognitivas. Esta conciencia es más importante cuando descubrimos que una de cada nueve personas mayor de 65 años y tres de más de 85 años tienen limitaciones cognitivas,[72] cifras que tienden a multiplicarse si consideramos que se espera que el porcentaje de personas de 80 años o más dentro de la población de la Unión Européa se multiplique por 2,5 entre 2019 y 2100, pasando de representar el 5,8 % de la población a representar el 14,6 %. En los EE.UU. se prevé que en 2060 la población de adultos mayores se incremente en un 105.2%.

La gran pregunta es entonces ¿cómo llegar a edades avanzadas conservando las habilidades cognitivas? ¿Qué podemos hacer para que el declive natural de nuestras capacidades sea más lento y lleguemos a la vejez en uso de nuestras facultades mentales?

Existen múltiples factores que determinan el envejecimiento cognitivo, incluyendo el nivel educativo, la actividad física y la dieta,[73] es decir, una vez más, confirmamos que nuestros hábitos diarios son el factor más importante para el mantenimiento de la salud física y mental. Por ejemplo, se ha demostrado que hábitos como la lectura, tocar un instrumento o bailar reducen el riesgo de desarrollar demencia.[74] Lo que tienen en común las actividades protectoras es que todas representan retos desde el punto de vista cognitivo, son actividades que exigen la coordinación de varias funciones simultáneamente.

¿Qué mayor reto que tocar un instrumento al tiempo que se canta? O aprender canciones que requieren el desarrollo de destrezas técnicas cada vez más complejas? Cuando tocamos un instrumento se tienen que coordinar numerosos sistemas sensoriales (el oído, la vista, el tacto) con la actividad motora,[75] esta coordinación exige además que intercambiemos el foco de atención constantemente. El desarrollo de estas habilidades es responsable de que los músicos profesionales obtengan puntuaciones superiores a las de los no músicos en todas las pruebas cognitivas.[76] También se ha visto que los músicos de orquestas profesionales, quienes requieren un mayor nivel de complejidad cognitiva en su actividad, desarrollan demencia en una proporción menor que la población general. Sin duda, la práctica musical es un factor protector del cerebro.

Pero, ¿existen diferencias entre el cerebro de los músicos y de los no músicos? Al parecer la experiencia musical moldea el cerebro estructural[78] y fisiológicamente.[79] Desde el punto de vista estructural, es decir en la conformación del cerebro y sus diferentes áreas, se observan notables diferencias entre músicos y no músicos. Por ejemplo, sabemos que la parte anterior del cuerpo calloso de los músicos es mayor que la de los no músicos, ocurre igual con el surco central en ambos hemisferios del cerebro que es de mayor profundidad y las áreas cerebrales asociadas con la corteza auditiva primaria, el área de Broca —relacionada con el lenguaje— y la circunvolución frontal inferior.[80] El cerebelo de los músicos es también de mayor volumen. Algunos estudios demuestran que los instrumentistas tienen más materia gris en las áreas motoras primarias y somatosensoriales, premotoras, parietales anterosuperiores y en la circunvolución temporal inferior.[81]

Sin embargo, las diferencias más llamativas entre el cerebro de los músicos y los no músicos no son las estructurales sino las que tienen que ver con habilidades cognitivas y sensoriales incluyendo el control de impulsos, el procesamiento del lenguaje y el procesamiento de los sonidos y de sus diferentes atributos. Los músicos son más rápidos procesando estímulos musicales multisensoriales[82] y desarrollan mayores habilidades como la memoria auditiva, la atención y la capacidad de distinguir tonalidades.[83]

Comparando la respuesta de músicos y no músicos a variaciones de ritmo y de tonalidad se demuestra que los primeros son más rápidos que los segundos, hecho que no sorprende debido al entrenamiento musical. Lo que sí sorprende es que los no músicos detectan las diferencias más fácilmente con el oído izquierdo mientras que los músicos, no exhiben esta preferencia, también llamada lateralización.

Esta diferencia puede ser debida a que el entrenamiento musical estimula la comunicación inter-hemisférica[84] que implica un grado de reorganización cortical que es más pronunciada en las personas que empiezan a estudiar música más temprano debido a que el cerebro es más plástico en los primeros años de desarrollo.[85] Esto significa que en los músicos, los dos hemisferios comparten funciones y se comunican de una manera más fluida.

Unos pocos años de entrenamiento musical en la infancia, mínimo dos según algunos estudios, pueden influenciar la codificación neuronal en la adultez, incluso años después de haber dejado de estudiar.[86] Los efectos positivos del estudio de la música se extienden al ámbito de la memoria, la atención y las habilidades cognitivas en general. La buena noticia es que aunque no hayamos recibido formación musical en la infancia, el sólo hecho de haber crecido en un ambiente rico es estímulos auditivos estimula la plasticidad cerebral.[87] Noticia aún mejor es saber que la plasticidad del cerebro se conserva durante toda la vida, es decir, a cualquier edad podemos beneficiarnos de las bondades de la música.

La experiencia musical no solo refuerza habilidades útiles dentro de la práctica musical como por ejemplo discriminar el sonido de un instrumento en un conjunto, sino que promueve un procesamiento más preciso y eficaz del sonido significativo en otras comunicaciones.[88] Esta capacidad para extraer significado de paisajes sonoros complejos es factor importante en la transferencia de habilidades a dominios no musicales, como el aprendizaje o el lenguaje, por esta razón los músicos tienen mayor capacidad para aprender idiomas y percibir errores en segundas lenguas.[89]

Ya sea discriminando el sonido, o reconociendo una voz en un lugar ruidoso, el cerebro del músico es capaz de distinguir una señal auditiva y extraerla de un paisaje sonoro complejo con más facilidad que el de un no músico.

Aunque no lo haya mencionado explícitamente, de lo que estamos hablando al resaltar la plasticidad del cerebro, es de nuestros hábitos, del impacto que estos tienen en nuestra salud o enfermedad. Cuando descubrimos que sólo dos años de entrenamiento musical en la infancia agudizan las habilidades cognitivas, estamos reconociendo la importancia de cultivar unos hábitos que estimulen a nuestro cerebro, al cuerpo en todas sus dimensiones, es decir, habitar un medio ambiente rico en estímulos cognitivos, ya sean sonoros, visuales, relacionales, etc. Es esencial para nuestra salud cognitiva.

A largo de toda la vida redibujamos continuamente nuevas rutas neuronales. Al exponernos a estímulos sonoros nuestro sistema auditivo modula dinámicamente el procesamiento de señales que va acumulando a lo largo del tiempo, desarrollando una experiencia sensorial, es decir, todas mis experiencias auditivas se van sumando para que mi cerebro aprenda a través de la experiencia, procesos cognitivos y sensoriales y configure poco a poco mis respuestas a nuevos estímulos. Los sonidos a los que he prestado atención en el pasado dan forma a mi respuesta automática a nuevos sonidos en el presente.

A través de la experiencia aprendemos a seleccionar los estímulos auditivos más relevantes para nosotros. Con el tiempo, esta experiencia acumulada da origen a una *firma neuronal* de experiencia que es diferente para cada individuo.[90] Esta firma neuronal, hace que, por ejemplo, la respuesta cerebral de los músicos se ajuste al timbre específico del instrumento que tocan, es decir, el timbre familiar produce una respuesta más amplía que el sonido de otro instrumento. En la medida en que ampliamos el tipo de estímulos sonoros también se amplia nuestro espectro de placer, es decir, aprendemos a disfrutar nuevos sonidos.

La existencia de una firma neuronal explica por ejemplo que el estilo de música que ejecutamos afecte el procesamiento del sonido. Esta situación se observa claramente en los músicos de jazz que demuestran mayor sensibilidad a variaciones acústicas sutiles en sus respuestas cerebrales si se les compara con músicos de otros géneros pues ellos están acostumbrados a la improvisación y atentos a cambios en la música a los cuales tienen que adaptarse en cuestión de segundos.[91]

Durante la ejecución musical suceden también muchos cambios fisiológicos, es decir, se liberan hormonas y neurotransmisores, sustancias químicas que envían, reciben, amplifican y/o modulan mensajes en el cerebro y en todo el cuerpo.[92] Este cocktail químico es responsable, entre otras cosas, de la famosa "adrenalina de la ejecución", esa ansiedad que sentimos antes de salir al escenario que a veces se convierte en el temido pánico escénico.

Y no hace falta ser músico para haber experimentado esta ansiedad, quizá cuando hemos tenido que hacer una presentación en público o salir al escenario. La ansiedad que sentimos justo antes de salir a escena, esa mezcla de ganas de salir para finalmente compartir el trabajo al que hemos dedicado mucho tiempo, miedo al pensar que podría no salir como deseamos y temor a la reacción del público, a veces nos paraliza. El corazón late con rapidez, la respiración se agita, las manos sudan y se enfrían, los sentidos se agudizan, somos más sensibles.

A algunos esa ansiedad les paraliza convirtiéndose en el conocido miedo escénico, otros lo superan y se lanzan al escenario a interpretar la música. Todas estas sensaciones se deben a la liberación de diversas sustancias incluyendo a las endorfinas, neurotransmisores conocidos como opiáceos naturales, pues producen un efecto similar a la morfina o a la heroína. Las endorfinas se liberan normalmente en situaciones de stress físico o emocional y ayudan a controlar el dolor, la temperatura corporal, el estado de ánimo, la actividad sexual, la memoria, el hambre y la sed. Sus efectos más notorios son la disminución de la frecuencia respiratoria y la reducción de la tensión arterial debido a su efecto vasodilatador.[93]

Durante la actuación de un cantante por ejemplo, son esenciales al contribuir a regular la respiración, base de la producción del sonido. También se libera serotonina, neurotransmisor que tiene gran impacto en el comportamiento, en el estado de ánimo, la memoria y la atención.[94] Para el intérprete, la serotonina es especialmente relevante pues facilita el reconocimiento de estados emocionales en las expresiones faciales de quienes le rodean, mejora la atención y la memoria, es decir, nos ayuda a alcanzar la mejor ejecución posible.[95]

Parte de este cocktail de neurotransmisores, que agudiza nuestros sentidos durante la ejecución musical, es la dopamina, una molécula involucrada tanto en la acción como en el pensamiento que contribuye a la regulación de las funciones motoras y de los estados anímicos. Esta se libera ante cambios medioambientales, ayudándonos a adaptarnos, y preparándonos física y emocionalmente para lo que está por venir. La dopamina se relaciona con la predicción de eventos gratificantes, que se especula, podría estar en el origen del criterio estético.[96]

Sin embargo, el neurotransmisor que popularmente se relaciona más con la ejecución musical es la adrenalina, sustancia que actúa como hormona y como neurotransmisor a múltiples niveles. La adrenalina se dispara en las situaciones de estrés en las que debemos luchar o escapar. Se activan mecanismos primordiales, los mismos que se activaron en los primeros homínidos en su lucha por la supervivencia contra los elementos, mecanismos automáticos que nos vinculan directamente con nuestros antepasados más remotos. En estas circunstancias el cuerpo incrementa su frecuencia cardiaca y realiza vasoconstricción para enviar la sangre a los músculos esqueléticos, preparándonos para defendernos del peligro. Se incrementan la energía y la fuerza y se elevan la frecuencia respiratoria, la tensión arterial y los niveles de azúcar en sangre. La adrenalina nos deja preparados para la batalla pero sus efectos pueden ser devastadores durante la ejecución musical, particularmente al cantar, cuando necesitamos regular la respiración y por decirlo de algún modo, bajar las revoluciones para estar plenamente conscientes y en control.

Parte importante de la formación del músico, especialmente del cantante, cuyo instrumento es su propio cuerpo, es aprender a auto observarse y desarrollar conciencia de su cuerpo para lograr equilibrar la tormenta química a la que se verá sometido durante la ejecución en público. Por esto los cantantes estudiamos técnicas de relajación, respiración y conciencia corporal, para lograr estar plenamente conscientes y el control durante la ejecución. El objetivo de estas prácticas es lograr dar lo mejor de nosotros, el cien por ciento de nuestras capacidades en el escenario.

Aunque los músicos, como los deportistas de élite, incorporamos esta disciplina para lograr mejor desempeño en el momento de la ejecución, el aprendizaje de estas técnicas impacta positivamente nuestra salud general. La preparación y ejecución presentan desafíos únicos para el sistema nervioso que determinan que el cerebro de los músicos sea diferente al de los no músicos y que desarrollemos habilidades cognitivas que nos protegen de la degeneración asociada con el envejecimiento.

Estos hallazgos deberían ser suficientes para animarnos a ejecutar un instrumento o a cantar, no sólo por los cambios positivos en el cerebro sino porque está probado que la práctica de la música nos hace más felices, incrementa nuestra calidad de vida.

La música nos ayuda a socializar, a conectarnos, a expresarnos, a compartir lo que somos o lo que queremos ser. Cuando cantamos, tocamos un instrumento, asistimos a un concierto o bailamos, expresamos lo más auténtico de nuestro ser, nos presentamos ante los otros tal y como somos, sin máscaras. Liberamos el cuerpo y vibramos junto a los otros y con el universo expresando la esencia más pura de lo que somos y al hacerlo nos fundimos con el grupo, formando parte de algo más grande, de una comunidad.

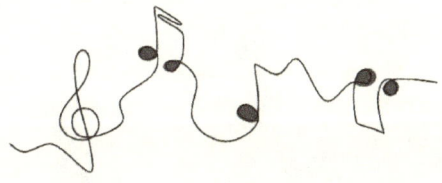

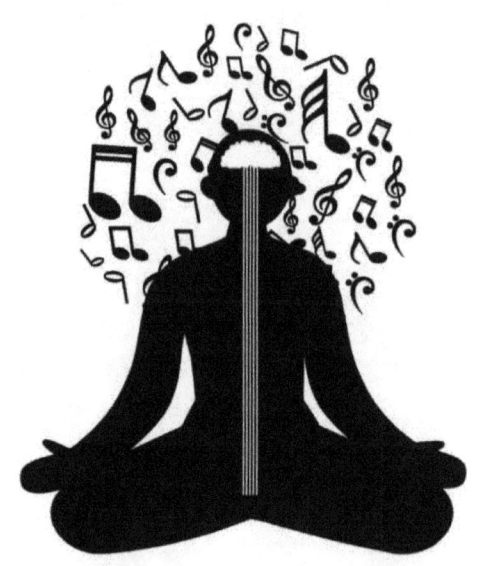

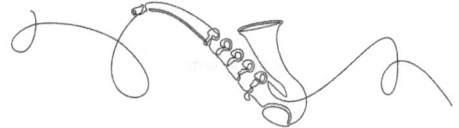

Capítulo 4

PLACER, EMOCIÓN Y MÚSICA

Recuerdo que a mis once años, cuando empecé a cantar, con frecuencia quienes me escuchaban decían que se les ponía la piel de gallina, en aquel momento no entendía a qué se referían aunque intuía que era algo positivo pues lo expresaban como un elogio. Con el tiempo yo misma empecé a experimentar diversas sensaciones al escuchar música que me gustaba mucho; sensación de vacío en el estómago, nudo en la garganta, piel de gallina e incluso ganas de llorar.

Más tarde aprendí que más del cincuenta por ciento de la población experimenta este tipo de respuestas fisiológicas y emocionales cuando escucha música o vive experiencias estéticas intensas. La música tiene el poder de modificar nuestro estado físico y emocional, quizá por ello hoy en día es ubicua, nos acompaña en todas las circunstancias y momentos de la vida. De hecho, diversos estudios han concluido que una de las motivaciones más importantes para escuchar música a lo largo del día es para experimentar y regular estados emocionales.[97] Algunas de estas experiencias pueden ser de tal intensidad que desencadenan efectos duraderos en el bienestar de las personas.[98]

Las emociones producidas por la música están ligadas íntimamente con la memoria, desencadenan recuerdos y facilitan el acceso a la memoria autobiográfica. Esto explica que vinculemos determinadas canciones con momentos de la vida cargados de emoción, momentos importantes. Las pérdidas, duelos, amores y desamores se asocian con canciones que se convierten en la banda sonora de un periodo de la vida, momentos referenciales de nuestra existencia, algo así como capítulos sonoros autobiográficos.

La habilidad para discriminar emociones en la música aparece bastante temprano en el desarrollo. Ya entre el segundo y cuarto mes de vida somos capaces de relacionar sentimientos placenteros con sonidos consonantes y sensaciones desagradables con sonidos disonantes.[99] Alrededor del tercer y cuarto año adquirimos la habilidad de identificar música alegre y alrededor del sexto podemos reconocer una gama amplia de emociones en la música, incluyendo la tristeza, el miedo o la rabia.[100]

Inicialmente relacionamos emociones musicales básicas, asociamos la música rápida con la alegría y la lenta con la tristeza. Poco a poco refinamos nuestra capacidad siendo capaces de vincular distintos estados anímicos con características de la música más complejas; por ejemplo, asociamos la tristeza con la música en tono menor y la alegría con la música en tono mayor.

Surgen varias preguntas: ¿a qué nos referimos cuando hablamos de emoción?, ¿Qué pasa en nuestro cuerpo cuando escuchamos música? ¿Cómo se conectan música, placer y emoción?

Definir las emociones es complicado. Desde la antigüedad el hombre ha intentado explicarlas desde diversas disciplinas, incluyendo a la filosofía, la psicología y más recientemente las neurociencia. Para los primeros filósofos, las emociones se entendían como una categoría de los sentimientos, distinta de otras sensaciones propioceptivas o sensoriales. A partir del siglo XIX, con el surgimiento de la psicología experimental surgieron diversas teorías haciendo difícil alcanzar consenso sobre lo que constituye una emoción.[101]

Algunas emociones parecen ser automáticas, consistentes y universales,[102] y otras al parecer están determinadas por el contexto sociocultural en el que se producen.[103] Para poner las cosas aún más difíciles muchos científicos discuten si las experiencias emocionales se perciben como resultado de los cambios fisiológicos autónomos[104] o si estos se producen por cambios en el medio ambiente,[105] parece que nos preguntamos quién fue primero, el huevo o la gallina. Se suman a estas discusiones la distinción entre emociones básicas y complejas[106] haciendo la definición aún más elusiva.

Una de las teorías más divulgadas, formulada inicialmente por Darwin,[107] propone que existen emociones básicas, irreductibles, producto de la evolución[108] que responden a procesos adaptativos, universales, biológicamente determinados.[109] Como ejemplo paradigmático se encuentra el miedo, un motivador conductual en respuesta a una amenaza que parece tener una respuesta psicofisiológica común[110] y que al parecer se procesa en gran parte en una zona del cerebro denominada la amígdala. Sin embargo, la amígdala[111] está relacionada con muchos otros procesos, incluyendo el reconocimiento de las emociones en la música,[112] lo que confirma que no existen zonas cerebrales específicas y localizadas para determinadas emociones.

Una de las principales críticas a esta teoría es que no existe consenso sobre cúales y cúantas son las emociones básicas. Algunos investigadores afirman que las únicas emociones básicas[113] son el placer y el miedo aunque la definición más aceptada incluye como emociones básicas a la alegría, la ira, el miedo, la tristeza, el disgusto, la vergüenza, la sorpresa, el desprecio, el interés, la culpa, la aceptación y la anticipación.[114]

En contraste, la teoría de la valoración de las emociones pone énfasis en cómo juzgamos, evaluamos y entendemos los estímulos, es decir, más que el estímulo mismo lo que provoca la emoción[115] es cómo lo evaluamos y esto depende de factores culturales y ambientales. Esto explica cómo un mismo estímulo desencadena diferentes emociones en diferentes personas.[116]

Finalmente encontramos el enfoque constructionista de la emoción que pone su atención en los efectos que tienen los estímulos en un medio cultural, social, biológico, es decir, bajo este paradigma la respuesta emocional y su intensidad son el resultado de la interacción entre el estímulo, la cultura, la sociedad y los marcadores somáticos, algo similar a la concepción *4E* de la cognición mencionado anteriormente. En este contexto las emociones y las interacciones sociales constituyen un sistema indivisible, es decir, las emociones se expresan social e históricamente y se reconocen, fomentan y controlan de diferentes formas de acuerdo al contexto social, histórico, a la clase social, género, etc.

Por ende, cuando intentamos entender el efecto emocional de la música debemos tener en cuenta sus efectos cognitivos, sociales, terapéuticos y estéticos en el oyente.

En 1871 Darwin afirmó: "La música despierta en nosotros diversas emociones, pero no las más terribles de horror, miedo, rabia, etc. Despierta los sentimientos más suaves de ternura y amor, que rápidamente se convierten en devoción".[117] Las afirmaciones de Darwin han sido confirmadas recientemente por investigadores que hallaron que aunque la música es capaz de producir toda la gama de emociones, con más frecuencia estimula estados emocionales positivos, como felicidad-euforia y nostalgia-anhelo.[118] Emociones como la ira, la irritación, el aburrimientoindiferencia o la ansiedad-miedo se encontraron con más frecuencia entre las emociones cotidianas que cuando se escucha música. Zentner, Grandjean y Scherer, demostraron también que la música causa con más frecuencia reacciones positivas como relajación y alegría que negativas como agresión, ansiedad, depresión o ira.[119]

Darwin también afirmó que las emociones generadas por la música cumplían un papel evolutivo, que al acompañar los cantos, bailes o ritos de una comunidad, fortalecían los vínculos sociales contribuyendo a su supervivencia. Ejemplo de ello son los sonidos que intercambian el bebé y su cuidador. Las propiedades musicales de esta primera comunicación han demostrado ser esenciales para la supervivencia del infante.

Autores recientes sugieren que existen dos tipos de emociones, las utilitarias, conectadas al interés y bienestar de un individuo y las estéticas musicales. Según los investigadores, los términos utilizados por los sujetos para describir las emociones que acompañan escuchar música corresponden a las nueve emociones estéticas musicales: asombro, trascendencia, ternura, nostalgia, tranquilidad, poder, activación gozosa, tensión y tristeza.[120]

Un tema controvertido que surge en este análisis es si la música evoca emociones en los oyentes o si simplemente estos reconocen la emoción expresada por la pieza musical. En el primer caso el estímulo musical desencadena una serie de reacciones psicológicas, fisiológicas o motoras como la sensación de calma, relajación, o felicidad o la tendencia a seguir el ritmo con el cuerpo. Una situación distinta ocurre cuando identifico a una pieza como triste o alegre pero no se desencadenan respuestas emocionales, es decir, mi relación con la música es puramente cognitiva, yo sé que la música es alegre, pero no siento alegría. Por ejemplo, escuchamos música triste, pero sentimos placer, es decir, las emociones percibidas y sentidas pueden no coincidir.

En general la literatura científica sugiere que la amígdala y diversas regiones del lóbulo temporal son las areas implicadas en la percepción de la emoción en la música. Clínicamente se ha podido diferenciar la habilidad para percibir la música de la habilidad para percibir las emociones en la música al observar que pacientes con lesiones del lóbulo temporal están impedidos para reconocer la emoción en la música a pesar de que pueden escucharla perfectamente.[121]

Sabemos también que factores ambientales y sociales determinan nuestra respuesta emocional a la música; no es lo mismo si escucho una canción triste después de una ruptura amorosa o en medio de un funeral que si la escucho como música de fondo mientras realizo otras actividades o como hilo musical en un ascensor.

Determinados cantos que se entonan en los campos de batalla, en demostraciones políticas, religiosas o en estadios de futbol tienen el efecto de energizar, unir y excitar a grupos de personas que comparten ideales o ideologías. Esto confirma que la emoción producida por la música está vinculada también a factores extramusicales. Una misma canción puede desencadenar diversas respuestas fisiológicas y emocionales en distintos contextos.[122]

Las respuestas psico-fisiológicas a la música más comunes incluyen cambios en la tensión arterial, el pulso, la conductividad de la piel y cambios en la tensión muscular. Se observó que al escuchar fragmentos de piezas musicales que expresan tristeza, miedo y ansiedad el nivel de excitación fisiológica del cuerpo cambia. La música triste altera sobre todo la frecuencia cardiaca, la presión arterial, la conductividad de la piel y la temperatura corporal de los oyentes. La que expresa miedo y ansiedad provoca, sobre todo, cambios en los parámetros del pulso. Finalmente, la música alegre produjo cambios en la frecuencia respiratoria.

Entre los cambios observados se encontró también la conocida "piel de gallina" o "escalofríos" a los que hice referencia al inicio. Esta sensación, descrita como placentera, consiste en un tipo de electricidad que se inicia en el cuello y se siente a lo largo de la columna vertebral, usualmente asociado con erizamiento capilar.

Hablar del placer también es complicado, seguramente estaremos de acuerdo que el placer es algo subjetivo, relativo, que lo que produce placer a algunos puede resultar repugnante para otros, los seres humanos somos tan simples o tan complejos como nuestros placeres.

Algunos autores diferencian entre los denominados placeres fundamentales, los necesarios para la supervivencia de la especie con el sexo, la comida y la pertenencia al grupo y los de "alto orden", placeres de alguna forma más conscientes, entre los que se encuentran la ganancia económica, el reconocimiento social, los sentimientos religiosos y el placer musical y estético. Aunque estos placeres aparentemente no sean necesarios para la supervivencia, activan las mismas zonas del cerebro que los placeres fundamentales.[123]

Algunas de las estructuras que intervienen en el placer se encuentran ancladas en el fondo del cerebro, por ejemplo en el cuerpo estriado o el tronco encefálico, otras se encuentran en la corteza cerebral. A pesar de que el cerebro cuenta con numerosas redes y circuitos relacionados con el sistema de recompensa, parece que los mecanismos de placer son mucho más específicos y por decirlo de alguna forma escasos. Al parecer, existen áreas muy pequeñas en las estructuras subcorticales llamadas por los investigadores puntos calientes hedónicos —*hedonic hotspots*— que están separados pero conectados a la manera de un archipiélago y que están involucrados en la respuesta del placer.[124]

Barridge y Kringelbach describieron el ciclo del placer que se inicia con un deseo inicial, anticipación que a nivel cerebral activa la liberación de dopamina. Cuando se consigue y disfruta el objeto de deseo, por ejemplo en el orgasmo o cuando se gana una apuesta, se activan otros neurotransmisores, los opiaceos. Al liberar la tensión entramos en una fase de aprendizaje y relajación. Estas fases del placer combinan elementos conscientes e inconscientes, es decir, podemos identificar conscientemente algunos de estos estados, pero existen factores que se escapan de nuestra conciencia, se mueven a niveles profundos.

El mismo ciclo del placer ocurre con la experiencia musical. Los estudios de neuroimagen de los sujetos que experimentan la piel de gallina al escuchar música muestran activación de la amígdala bilateral, el hipocampo izquierdo, la corteza prefrontal ventromedial y varias regiones relacionadas con el placer y la euforia,[125] también se activa la región estriada ventral, zona implicada en el procesamiento de la recompensa, el impacto hedónico, el aprendizaje y la motivación.[126]

Experimentos de neuroimagen con tomografía (PET) y resonancia magnética funcional (fMRI) evidencian que al escuchar música que nos agrada se activan las mismas areas cerebrales que se activan cuando experimentamos euforia, recibimos estímulos eróticos o comemos chocolate. Por algo hay quienes se refieren a la sensación de "piel de gallina" producida por la música como al orgasmo musical.

Como en todo, hay personas que experimentan más intensamente el placer de la música. Las diferencias están determinadas por numerosos factores que incluyen el tipo de personalidad y también factores genéticos como en el caso de las personas con anhedonia musical congénita,[127] incapacidad congénita a experimentar placer ante la música. La anhedonia musical congénita está presente en un 5.5% de la población,[128] aunque también puede ser adquirida como resultado de lesiones neurológicas.

No hay duda, la música conecta con la emoción y produce placer, sólo hay que pensar en las veces que hemos escuchado emocionados una canción, cuando hemos participado en un concierto o saltado excitados por un ritmo trepidante. Quienes la ejecutamos sabemos que a través de ella podemos expresar emociones que no se pueden comunicar con palabras. En el momento de la ejecución desaparece el tiempo.

Cuando un músico ha superado la etapa de aprendizaje técnico puede acceder a momentos trascendentes en los que se conecta íntimamente con la música, se hace uno con el sonido. En estos momentos se alcanza un estado casi místico de conexión absoluta con el presente, se vive el aquí y el ahora de manera plena y se expresa libremente el mensaje musical. Para los cantantes este momento representa el punto de encuentro entre música y poesía. Música y poesía se funden en el canto en un acto profundamente catártico y trascendente que vincula al cantor moderno con la figura ancestral del chamán, ese hombre-mujer-medicina encargado de curar a la comunidad, de representarla, de transitar entre este mundo y el mundo de las ideas, de los sueños.

En el momento de la posesión chamánica, el chamán, al igual que el músico moderno, experimenta todos los seres, todas las vidas, se hace uno con el universo. Como cantante, cuando canto vivo mil vidas, todas las emociones, experimento situaciones y vivencias que no forman parte de mi realidad pero que me son próximas al ser experiencias humanas.

Siempre digo que gracias al canto he podido ser hombre y mujer, rey y mendigo, joven y vieja, estar enamorada, abandonada, esperanzada, solitaria, herida y todopoderosa. Al interpretar con plena conciencia las poesías de las canciones puedo expresar emociones a las que sólo tengo acceso a través de la unión de la música y la poesía. Esos momentos de conexión total con la música, de atención plena, que a los ejecutantes nos producen placer y felicidad coinciden con los momentos que Csikszentmihalyi describe como de flujo. En ellos todos los pensamientos, intenciones, emociones y todos los sentidos se concentran en un mismo objetivo.

Cuando la experiencia de flujo pasa, nos sentimos más conectados, hemos logrado un mayor nivel de complejidad, una complejidad que es el resultado de dos movimientos aparentemente opuestos: la diferenciación que nos impulsa a ser auténticos, únicos, a separarnos de los otros, y la integración que nos une con los otros, nos hermana, nos funde. La dialéctica entre estas dos fuerzas aparentemente contradictorias produce a un individuo más complejo y rico.

Ya sea ejecutándola o escuchándola la música es fuente de placer estético. El gran compositor ruso Igor Stravinsky lo expresó así: "No se podría definir mejor la sensación producida por la música que diciendo que es idéntica a la que evoca la contemplación de la interacción de las formas arquitectónicas. Goethe lo entendió perfectamente cuando llamó a la arquitectura música petrificada".

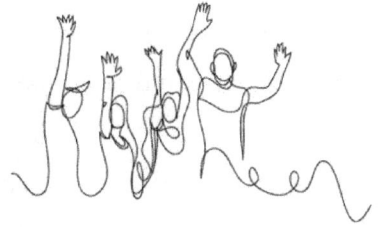

Capítulo 5

MÚSICA, FELICIDAD Y EL SENTIDO DE LA VIDA

Desde la antigüedad la búsqueda de la felicidad ha sido uno de los mayores deseos de la humanidad. Numerosas filosofías han equiparado una buena vida con una vida feliz. Distintas disciplinas la estudian incluyendo a la psicología, la filosofía, la sociología y la economía. Al parecer todo el mundo quiere ser feliz.

Para algunos la felicidad parece ser cuestión de recursos, de Producto Internto Bruto (PIB). Sin embargo, numerosos estudios concluyen que algunas de las sociedades más felices no son necesariamente ricas. Esta constatación desafía a los valores de la sociedad capitalista en donde en las últimas décadas la felicidad se ha convertido en una industria millonaria que se alimenta del anhelo de también comprar la felicidad. Anualmente se venden millones de cursos de autoayuda y libros que proponen recetas y métodos para alcanzarla.

Mihaly Csikszentmihalyi, conocido investigador de la felicidad, la definió como la capacidad de alcanzar un estado de flujo:

> Estado en el que las personas están tan involucradas en una actividad en la que nada más parece importar; la experiencia en sí es tan agradable que la gente la haría incluso si implicara un gran costo, sólo por el mero hecho de hacerla.[129]

En sus estudios observó que todas las experiencias de flujo comparten siete características: proporcionan a quien las realiza un sentido de competencia en la actividad, combinan acción con concentración, tienen objetivos claros, demandan atención plena y centrada en la actividad, proporcionan el sentido de ejercer control, incluso si la situación no está completamente bajo control, implican una pérdida de la autoconciencia y de la conexión interpersonal y en ellas se pierde la noción del tiempo.

Existen dos condiciones que siempre están presentes en las experiencias de flujo. En primer lugar, los participantes sienten que las actividades representan un desafío a sus capacidades y les proporcionan la oportunidad de mejorar, de desarrollar aún más sus habilidades, por otro lado deben poder evaluar sus logros para poder definir objetivos futuros claros.

En las experiencias de flujo las personas desarrollan sus

habilidades y continuamente se enfrentan a retos más complejos lo que les mantiene motivados. Así las actividades se prolongan en el tiempo, aumentando la sensación de bienestar.

Al ser un estado subjetivo asociado con el nivel de satisfacción que tenemos en los diferentes aspectos de la vida, la felicidad habitualmente se confunde con el bienestar, concepto que combina los aspectos subjetivos de la felicidad con aspiraciones objetivas relacionadas con la calidad de vida. El "bienestar", concepto acuñado en las primeras décadas del siglo XX, se define como el estado óptimo de un individuo, una comunidad y una sociedad en su conjunto. Se expresa de diferentes formas en contextos culturales diferentes, de hecho, cada sociedad moldea su idea de bienestar.

Bill Hettler, director del Instituto Nacional del Bienestar de los Estados Unidos,[130] lo definió como un proceso activo a través del cual las personas toman conciencia y eligen opciones que les conducen hacia una existencia plena.[131] Hetler definió las seis dimensiones principales del bienestar, a saber el bienestar físico, social, emocional, intelectual, espiritual y ocupacional.[132] El bienestar consiste en lograr el equilibrio entre estas seis dimensiones.

Esta visión holística del ser humano y de su entorno se asemeja mucho al concepto que en medicina llamamos homeostasis. A nivel biológico la homeostasis representa el estado óptimo en el que los organismos mantienen un equilibrio constante y las condiciones fisiológicas para mantener la vida.

La homeostasis personal sería entonces el logro de un estado de equilibrio bio-psico-social, que integra la salud física y psicológica y la capacidad de integrarnos y formar parte activa de una comunidad. La patología se presenta cuando existe un desequilibrio en alguna de estas dimensiones. Tiene sentido que vinculemos el concepto de "bienestar" al de "salud", pues el bienestar es condición necesaria para alcanzar la salud.

¿Qué papel juega la música en la felicidad, el bienestar y por ende en la salud? Estudios recientes realizados en músicos profesionales para evaluar su estado de bienestar en la edad madura y en la vejez demostraron que la música es un factor clave para el mantenimiento de su salud y de sus habilidades físicas, cognitivas y sociales durante la vejez.[133]

La práctica de la música además de proporcionar estímulo intelectual y cognitivo proporciona la sensación de pertenencia al grupo y facilita la adaptación a los cambios asociados con el envejecimiento. Los estudios mostraron que los músicos se mantienen saludables hasta edades muy avanzadas, mucho más que la población que no practica la música, porque la práctica de sus instrumentos exige que adquieran hábitos saludables de alimentación, postura y respiración y les mantiene conectados con sus entornos sociales.

Existe también relación directa entre la práctica musical y la felicidad, pues los músicos constantemente se imponen retos para aprender nuevos repertorios lo que les conduce al citado flujo. La sensación de felicidad proviene del proceso de aprendizaje, del hecho de alcanzar las metas, de desarrollar un sentido de autorrealización, y de sentir que desarrollan sus potencialidades. Estos hallazgos son de especial relevancia en una sociedad que ha aumentado su expectativa de vida de forma espectacular en los últimos años y que espera aumentarla mucho más en años venideros.

Desde el punto de vista cerebral, diversos estudios asocian la escucha y participación en la música con el aumento de neurotransmisores que inducen la relajación, estimulan emociones como el entusiasmo, fortalecen el sistema inmunológico y facilitan la integración social. Los neurotransmisores asociados con estos cambios son principalmente la dopamina, el cortisol, la serotonina y la oxitocina.[134]

Aunque inicialmente se creía que la oxitocina se liberaba únicamente debido al contacto físico, de hecho se asocia con la confianza que se desarrolla entre padres e hijos debido al contacto, se ha demostrado que actividades grupales relacionadas con la música, como el canto coral producen su aumento, esto explica que al cantar en grupo se fortalezcan los lazos de confianza y cooperación entre los participantes.[135]

En resonancia nuclear magnética se ha observado también que al recibir un estímulo musical las arterias cerebrales se oxigenan estimulando la liberación de neurotransmisores en múltiples zonas del cerebro. La música es un catalizador de la actividad cerebral que promueve el bienestar, la felicidad y por ende mejora la calidad de vida.

Uno de los aspectos que determinan el bienestar es sentir que tenemos un propósito en la vida, un fin último, algo que le da sentido y que hace que valga la pena vivir. Este propósito o razón de vivir en japonés se conoce como *Ikigai*, concepto que coincide en varios aspectos con la definición de la felicidad de Csikszentmihalyi que relaciona la capacidad para experimentar los estados de flujo con la autorrealización y el sentido de poder desarrollar nuestras habilidades hasta su máxima expresión.

La música es maravillosa porque a través de ella podemos alcanzar el estado de flujo de forma individual o colectiva. Nuestra participación en el hecho musical da origen a múltiples ideas y acciones, respondemos a los impulsos sensoriales, interpretamos y transmitimos emociones.

Cuerpo, emociones y música se fusionan, el sonido se encarna en el individuo. Al sumergirnos en el sonido, nos volvemos uno con él y al hacerlo experimentamos una de las características del flujo; la fusión entre acción y conciencia.[136] Tal convergencia de saber y hacer es especialmente significativa en la música convirtiéndola en una de las actividades que más fácilmente induce el tan deseado estado de felicidad.

Esta constatación debería animarnos a musicar, a escuchar más música a lo largo de la vida, a incentivar el estudio de la música desde la infancia, a incluirla como parte esencial de la educación.

La música sirve como herramienta de integración social, como lenguaje compartido que ayuda a superar las diferencias, a sentirnos iguales en la diversidad, a construir consenso.

Cuando musicamos, involucramos todo lo que somos, se funden pasado, presente y futuro, nuestra memoria, la percepción de momento y el anhelo de compartir, de construir; todo se fusiona al musicar.

Musicar significa compartir una experiencia estética en la que expreso mi unicidad y la fundo con el otro, la regalo, la comunico, la entrego generosamente para que el otro la viva a su manera, la decodifique e integre en su cuerpo y en su cultura, en los valores que le definen, en su yo soy. Al hacer música me entrego y al hacerlo dejo un espacio para la entrada del otro, para el intercambio, para el crecimiento, para la transformación, para la compasión.

Esta forma de hacer música, de compartir el hecho sonoro, tristemente se aleja de las enseñanzas impartidas en los conservatorios e instituciones de educación musical profesional en donde muchas veces se aniquila la intuición, el aprendizaje de oído y se olvida la función real de la música en aras de un aprendizaje técnico excesivamente racionalista.

Es evidente que el músico deber adquirir destrezas técnicas que se desarrollan con la práctica y con el aprendizaje de ciertas metodologías, pero igualmente importante es el desarrollo de la intuición, el aprender a compartir la música e incorporarla en todos los aspectos de la vida, reconociendo en un mismo espacio de valoración a todas las tradiciones musicales del mundo.

Para lograr una sociedad más sana y feliz, más equitativa y compasiva, la música debe estar en la base de la educación emocional, estética e intelectual de todos los niños y niñas del mundo, tal como sabiamente lo proclama la existencia de los *Cinco Derechos Musicales* promulgados por el Consejo Internacional de la Música.[137]

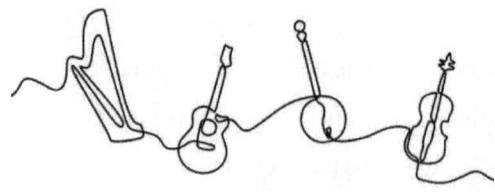

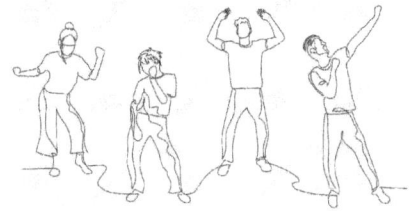

Capítulo 6

RITMO, MOVIMIENTO Y SALUD

«Todo fluye y refluye; todo tiene sus períodos de avance y retroceso, todo asciende y desciende; todo se mueve como un péndulo; la medida de su movimiento hacia la derecha, es la misma que la de su movimiento hacia la izquierda; el ritmo es la compensación.»
El Kybalión[138]

El universo se expande constantemente, se mueve respondiendo a un ritmo y a una periodicidad. Desde la partícula subatómica más pequeña hasta la estrella más grande, el universo vibra con movimiento rítmico. De igual forma, nuestro cuerpo está en continuo movimiento, las células no cesan de realizar procesos bioquímicos, se regeneran. Cada nueva interacción con el medio ambiente genera cambios a nivel cerebral y corporal. Estamos en continua transformación desde el nacimiento hasta la muerte.

Emilie Conrad Da'Oud afirmaba que lo que llamamos cuerpo no es materia, es movimiento.[139] El cuerpo es la orquestación rítmica de muchas formas de movimiento y sonido, en él se superponen diversos ritmos; el ritmo del corazón, de la respiración, del tracto digestivo, las acciones y reacciones del sistema nervioso e incluso las células y la corteza auditiva que tiene un ritmo inherente, independiente de estímulos externos.[140, 141]

Cuando estamos sanos los ritmos del cuerpo fluyen naturales. La enfermedad física o emocional aparece cuando estos ritmos se alteran, cuando estamos fuera del ritmo. Como en un juego de espejos reflejamos continuamente nuestros movimientos internos, emocionales y corporales, en las relaciones sociales y el medio ambiente que nos rodea. De igual forma, los ritmos del medio que nos rodea impactan positiva o negativamente los ritmos del cuerpo.

En la antigua Grecia, filósofos como Platón establecieron una diferencia entre el conocimiento adquirido a través del cuerpo y el adquirido a través de la razón, vinculada al alma, asignando más valor a la razón.

Continuando la tradición platónica, el Cristianismo denigró el conocimiento adquirido a través del cuerpo y lo asoció con el pecado, con la sexualidad, situando al cuerpo en el extremo opuesto de las virtudes deseadas. Siglos más tarde, los filósofos cartesianos, con su famoso *"pienso luego existo"* legitimaron aún más esta tradición de pensamiento dando origen al dualismo filosófico que influyó en todas las ciencias y paradigmas de pensamiento, asignando más valor a la mente y a lo racional que a la experiencia adquirida a través de los sentidos.

Este paradigma de pensamiento que pervive hasta hoy en día en gran parte de la academia, es totalmente contrario a las evidencias de la neurociencia actual. Como aprendimos en el capítulo de música y cognición, el cuerpo es también un aparato cognitivo, a través de él percibimos el mundo y moldeamos el pensamiento. No existe separación entre cuerpo y mente, estos son interdependientes. La inteligencia es primero una inteligencia del cuerpo, una inteligencia que se desarrolla en el hacer.

Esto significa que la experiencia que adquirimos a través de las interacciones corporales moldea nuestro cerebro, creando nuevas rutas neuronales, un proceso constante que ocurre a lo largo de toda la vida gracias a la plasticidad cerebral. Cuerpo, mente y medio ambiente constituyen una triada inseparable. La salud y la enfermedad son el resultado de la interacción de estos tres elementos indivisibles, somos seres bio-psico-sociales.

A pesar de la evidencia, y probablemente debido a que llevamos siglos bajo el paradigma cartesiano, las instituciones educativas, de todas las areas del saber, pasando por la medicina, la música y la filosofía, sólo por mencionar algunas, continúan perpetuando modelos de enseñanza compartamentalizados que desconectan cuerpo y mente, asignando más valor al conocimiento racional y separando a las ciencias de las humanidades y las artes. Como resultado la formación médica es predominantemente biologista y las artes, en particular la música, se enseñan desde un paradigma que desconecta cuerpo y mente, convirtiendo la práctica musical en un ejercicio puramente racional y por tanto, incompleto.

Felizmente, a lo largo de la historia, en diversas culturas, han surgido formas de conocimiento que reconocen la importancia de mantener equilibrio entre los ritmos físicos y emocionales y los ritmos del ambiente en el que vivimos.

La primera relación entre ritmo y salud en la que solemos pensar la encontramos en las ceremonias chamánicas, en las que se tocan instrumentos de percusión con una periodicidad y ritmo que inducen estados alterados de conciencia logrando la curación de diversas enfermedades.

Hoy sabemos que la estimulación acústica de los tambores afecta la actividad eléctrica del cerebro y tiende a la sincronización o arrastre rítmico. El arrastre es un fenómeno físico que hace que los ritmos de sistemas diferentes tiendan a sincronizarse. Fue descubierto en el siglo XVII por Christiaan Huygens, inventor del reloj de péndulo, quien observó en su taller que los péndulos de los relojes que se encontraban cerca tendían a sincronizarse.

Existen diferentes tipos de arrastre rítmico, el conocido

como intra-individual que ocurre cuando dos o más sistemas dentro del mismo individuo se sincronizan, el inter-individual que ocurre cuando se sincronizan dos o más individuos y el Inter-grupal que ocurre cuando las actividades de dos o más grupos se sincronizan.

Este fenómeno lo observamos por ejemplo, cuando un ritmo enérgico despierta al sistema nervioso autónomo produciendo aumento de la respiración, la frecuencia cardíaca, el cortisol, la adrenalina y muchas otras hormonas, o cuando un estímulo musical afecta la frecuencia cardiaca, es decir aumenta o reduce el número de veces que el corazón late por minuto.

En personas con autismo y esquizofrenia se utiliza con éxito la terapia conocida como Intervención de arrastre rítmico (REI por las siglas de *Rhythmic Entrainment Intervention*), tratamiento que consiste en hacer escuchar al paciente ritmos de tambores para estimular el sistema nervioso central.

El mismo Platón, en el *Timaeus*, una de sus últimas obras en la que describe diversas patologías, recomendó nunca mover el alma sin el cuerpo ni el cuerpo sin el alma, porque el equilibrio de estas dos mantiene la salud.

En el siglo XI, el famoso médico árabe Ibn Butlan, recomendaba en el *Taqwim al-Sihha,* —texto que tuvo gran influencia en Europa durante la edad media, conocido en su traducción al latín como *Tacuini* o *Theatrum sanitatis*—, hacer música y bailar (*sonare et ballare*) para mantener la salud. El libro, que sienta las bases de la medicina preventiva, presenta un conjunto de recomendaciones para mantener la salud que es el resultado del equilibrio de las llamadas "seis cosas no naturales" (*sex res non naturals*): (i) aire, (ii) alimentación, (iii) sueño (iv) movimiento y reposo, (v) secreciones y excreciones, (vi) emociones.

Este códice, que en muchos aspectos sigue siendo actual, no es sólo fuente de información de carácter médico, también constituye una fuente iconográfica privilegiada para el estudio de la vida cotidiana en la Edad Media. Los ejemplares que se conservan están iluminados con preciosas ilustraciones, que en el apartado dedicado al *sonare et ballare* muestran a personas bailando al son de música interpretada por instrumentos de viento. Según Ibn Butlan, el beneficio de cantar y bailar lo reciben por igual los ejecutantes y la audiencia.[141]

Durante la Edad Media se registraron varios episodios de lo que hoy llamaríamos histeria colectiva cuando grandes grupos de personas empezaban a bailar frenéticamente hasta encontrarse exhaustos. Estos episodios, llamados por algunos como danza de San Vito, son atribuidos por los expertos a una epidemia de *Corea de Syndenham*, patología infecciosa que produce movimientos musculares involuntarios.[143]

A lo largo de la historia, un buen numero de tratados han descrito los beneficios en la salud del movimiento y el ritmo incluyendo los seis volúmenes titulados *De arte gimnástica* de Girolamo Mercuriale (1530-1606), publicado en 1569, el tratado *Sanitate tuenda* de Pierre Gontier publicado en 1668 y el tratado del francés Michel Bicaise publicado en 1669. Según Bicaise: "la música y el sonido hacen bailar la mente al iniciar un movimiento armónico, un ritmo, un balanceo. El balanceo del cuerpo mueve a la mente".[145]

Además de discutir los beneficios del movimiento, los tratados recomendaban danzas específicas para diferentes patologías, adaptadas a la edad, género, clase social, profesión y morfología de cada paciente. Diferentes tipos de música se asociaban con la promoción de virtudes distintas, por ejemplo, el modo dórico, comparable con la tonalidad mayor de la actualidad, se vinculaba con virtudes como la modestia, la sobriedad y la prudencia, mientras que otros modos y sus danzas relacionadas se asociaban con pasiones desbocadas, que debían evitarse.

Robert Burton en su libro *Anatomy of melancholy*, publicado en 1621, vincula música, movimiento y emoción. En el recomienda la danza, la caza, caminar y montar a caballo para el tratamiento de la depresión, por entonces llamada melancolía y explica cómo ciertas melodías y danzas favorecen el enamoramiento que él llama melancolía de amor.

En él siglo XIX, el compositor y pedagogo Emile Jacques-Dalcroze (1865-1950), creador del famoso método *eurhythmics*, afirmaba que los ritmos del cuerpo y del medio que nos rodea, tales como caminar, correr o el latido del corazón, contribuyen a desarrollar nuestra inteligencia desde la infancia. Para Dalcroze, el ritmo musical se desarrolla cuando sentimos y correlacionamos los ritmos internos y externos, es decir, los de nuestro propio cuerpo y los del medio ambiente.

Aunque las teorías de Dalcroze son relativamente recientes, la relación entre ritmo, movimiento y salud se remonta a más de 30.000 años, cuando las ceremonias chamánicas, consideradas los sistemas más antiguos de sanación organizada, se practicaban en todo el mundo. En ellas, los chamanes tocaban ritmos repetitivos con tambores a una periodicidad, que según algunos estudios, es de tres golpes por segundo, la necesaria para inducir en los participantes estados alterados de conciencia y trances que conducían a la sanación.

Las prácticas ancestrales de sanación conectan con terapias modernas como la llamada Neuropercusión (*Neurodrumming)*, terapia que integra el uso de tambores y cantos de mantras siguiendo ritmos predeterminados que ha demostrado mejorar las capacidades cognitivas y emocionales de sus participantes, disminuyendo sus niveles de ansiedad, stress y depresión.

Este tipo de terapias se consideran entrenamiento mental o cerebral, termino que la mayoría de las personas asociamos con ejercicios para la memoria o cálculos matemáticos, pero que en realidad se extienden a muchas áreas, incluyendo la participación en actividades sociales que son esenciales para la salud cognitiva.

El entrenamiento mental es necesario y positivo a

cualquier edad, ya que sabemos que la neurogénesis, es decir, la renovación de las células cerebrales, se produce durante toda la vida.[146] Nuestros cerebros son plásticos, se regeneran constantemente y se pueden moldear y estimular a cualquier edad.[147]

En personas con enfermedad de Parkinson, un trastorno neurodegenerativo progresivo del movimiento que a menudo se acompaña de alteraciones del equilibrio y de la marcha y que afecta de forma importante la calidad de vida, se ha demostrado que quienes acuden a sesiones de danza terapia de entre 60 y 90 minutos, por lo menos dos veces a la semana,[149] además de mejorar su capacidad cardiovascular y su estado anímico, mejoran significativamente el equilibrio y la atención.[150]

Actividades tan sencillas como bailar, o participar en ruedas de tambores grupales,[148] contribuyen a la longevidad y al desarrollo de un envejecimiento saludable pues requieren la activación de numerosos circuitos corticales y de procesos cognitivos complejos. Al mismo tiempo se ejercitan la atención, la percepción, la motricidad y diversas áreas cerebrales. Aunque nos parece sencillo, percibir el ritmo es una de las experiencias más fundamentales y a la vez más complejas del cuerpo.

¿Qué es el ritmo?

Generalmente cuando nos referimos a una canción rítmica queremos decir que la música induce un sentido de regularidad temporal, está organizada según un patrón regular que le otorga una periodicidad. Sin embargo, existe diferencia entre la periodicidad de la música, el ritmo de la música y el ritmo que percibimos, es decir, cuando nos referimos a ritmo hablamos de dos fenómenos, uno externo, el objeto sonido con su periodicidad, y uno interno, el sujeto que percibe la periodicidad del sonido.

La forma en que percibimos el ritmo está influenciada también por la cultura en la que crecemos.[151] Numerosos estudios evidencian que la percepción del ritmo es diferente en las culturas occidentales y en las orientales lo que confirma que biología y medio ambiente interactúan para moldear nuestro sentido de ritmo.

En la danza, definida bellamente por algunos investigadores como un tipo de energía organizada que da forma al sentimiento,[152] se representan los valores de una sociedad. La danza se convierte en un lugar de representación y negociación de conflictos y valores que expresa hondamente lo que somos como individuos y como sociedad.

Stobart y Cross, en un estudio basado en el análisis de canciones bolivianas en quechua, demostraron que percibimos el tiempo fuerte y el tiempo débil en un compas de forma diferente dependiendo de la cultura en la que crecemos. Los autores atribuyeron estas diferencias al ritmo del quechua, es decir, la "música" de la lengua que hablamos, su prosodia, determina cómo percibimos el ritmo.[153]

También se ha demostrado que la habilidad para percibir ritmos complejos es mayor entre más exposición tenemos a músicas y lenguas diferentes, es decir, esta habilidad se puede desarrollar si estimulamos nuestro cerebro exponiéndonos a músicas y lenguas de diferentes culturas.[154] Aunque los humanos nacemos con las mismas habilidades para percibir ritmos simples y complejos, estas son moldeadas por la cultura. Ya a los nueve meses, los humanos somos capaces de discriminar diferentes ritmos y mostramos preferencias por ritmos de nuestra propia cultura. Al llegar a los doce meses aparecen preferencias culturales similares a las de los adultos, es decir, una exposición breve a la música desarrolla nuestra habilidad para percibir ciertos ritmos.[155]

Movimiento corporal y placer están relacionados, basta con recordar los momentos en los que hemos bailado al ritmo de la música, cuando el cuerpo empieza a moverse casi automáticamente, sincronizado con la música. Diversos estudios revelan que encontramos placentera la música que tiene un cierto grado de complejidad, no demasiada, y que de alguna forma nos sorprende, es decir, que tiene una estructura que en algún momento cambia inesperadamente, añadiendo la síncopa o un cambio estructural rítmico.[156]

Por supuesto lo que algunos encuentran complejo puede ser para otros muy simple, por lo tanto, el placer que produce una música depende de las personas que la escuchen, de su contexto cultural. Sin embargo, podemos afirmar, que cierto grado de síncopa, es decir, cierto grado de irregularidad o sorpresa en la música, la hace más placentera y más propensa a hacernos mover.

Aunque aún queda mucho por descubrir sobre los mecanismos cerebrales que producen placer y las formas en que el ritmo y la música nos afectan, podemos afirmar que actividades placenteras y lúdicas como bailar o cantar pueden mejorar ostensiblemente nuestra calidad de vida. Está demostrado que bailar o tocar instrumentos de percusión disminuye la ansiedad, el estress, reduce los niveles de testosterona, mejora el equilibrio y regula el sistema hormonal.

Conocer el impacto que tienen las experiencias del cuerpo y nuestros hábitos en la salud nos otorga un increíble poder, pero también una gran responsabilidad; con nuestras acciones podemos moldear nuestro cerebro, ralentizar los procesos de envejecimiento y llegar a edades avanzadas en buen estado de salud. ¡A bailar!

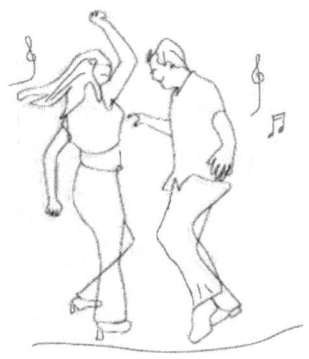

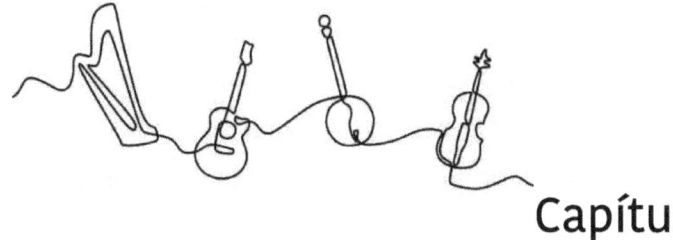

Capítulo 7

MÚSICA EN EL DOLOR Y LA MUERTE

El dolor es una experiencia humana compartida, todos lo hemos experimentado. Ya sea dolor físico o emocional, el dolor se presenta como un aviso del cuerpo que nos alerta sobre un desequilibrio, una herida a la que debemos prestar atención. Según la Asociación de Estudio del Dolor (IASP), el dolor es una experiencia emocional o sensorial subjetiva desagradable relacionada con el daño de los tejidos. Al reconocer que es una experiencia subjetiva aceptamos que no se puede generalizar ni comparar entre individuos, también entendemos que es una experiencia en la que confluyen múltiples elementos físicos, sociales, culturales y psicológicos. El dolor es un fenómeno complejo y multidimensional que debe abordarse transdisciplinariamente.[157]

Nuestra experiencia del dolor está determinada por factores tan diversos como los recuerdos que tenemos de visitas al hospital, las expectativas que tenemos sobre un procedimiento específico o el estado psicológico del momento vital que atravesamos.

Más complejo que el dolor físico, el dolor emocional tampoco se puede medir, evaluar o comparar, lo único seguro es que a lo largo de la vida todos lo sufrimos y que en en esos momentos la música nos acompaña, nos alivia, expresa lo que no podemos decir, actuando como herramienta catártica.

Seguramente usted ha vivido experiencias en las que la música le ha aliviado, o ayudado a expresar emociones que de otra forma no podría compartir. Algunas veces la ha usado para calmarse en momentos de estress o para animarse cuando le aqueja una pena, una pérdida o separación.

Muchos utilizamos a la música como catalizadora. Recuerdo a un amigo que cuando estaba triste escuchaba la misma canción triste durante horas y días. Al parecer necesitaba escuchar música que vibrara en la misma frecuencia de dolor que sentía, y según él, le aliviaba. La música le permitía representar sonoramente las emociones que no podía verbalizar.

Lo contrario también ocurre cuando nos embarga la alegría y nos intoxicamos con música rítmica a todo volumen para expresar a través de la vibración y del sonido el éxtasis que sentimos, ese sentimiento que va más allá de toda explicación, de toda palabra. Sólo la música puede expresar algunas veces la profundidad de las emociones que nos habitan.

En el entorno hospitalario, la música se empezó a usar para tratar el dolor después de la Primera Guerra Mundial en los hospitales de veteranos cuando grupos de músicos voluntarios tocaban para soldados que habían perdido miembros, que se recuperaban de graves heridas y que en muchos casos habían perdido amigos y vivido experiencias emocionales extremas. Los resultados de este encuentro entre música y dolor fueron tan espectaculares que se inauguró la musicoterapia, convirtiéndose en una profesión a la que se dedican hoy en día miles de personas. Desde entonces, numerosos estudios han demostrado que la música disminuye el estress, la ansiedad, la depresión y el dolor de lesiones físicas y emocionales.

La música se empezó a "recetar" para propósitos específicos en las llamadas intervenciones musicales en las que los musicoterapeutas exponen a sus pacientes a diferentes tipos de música en entornos controlados durante una o varias veces al día. Las "dosis" de música varían según las dolencias y pueden administrarse en una o varias sesiones.

Para seleccionar la música apropiada los terapeutas entablan una relación con el paciente para descubrir sus gustos y las asociaciones que estos tienen con diferentes tipos de música.

Aunque existe la creencia generalizada de que la música que tiene mayor efecto para calmar el dolor o la ansiedad es la música clásica occidental, nada está más lejos de la verdad.

Esta falsa creencia se ha desarrollado debido a que la mayoría de los estudios sobre el uso de la música en entornos clínicos se han realizado en países occidentales, en donde este tipo de música se asocia cultural y socialmente con ciertos códigos y entornos socioculturales. Seguramente si hiciéramos estudios en países fuera del eje occidental, comprobaríamos que cada cultura responde a diversos tipos de música. Es decir, el uso y los efectos de la música se deben contextualizar cultural, social e históricamente.

Esto exige una aproximación personalizada para cada paciente, en la que el paciente es visto en su totalidad, como un ser bio-psico-social, se estudia al paciente, no a su enfermedad y a partir de allí se diseña su tratamiento sonoro. Es decir, si tuviéramos que diseñar un vademécum musical, nos encontraríamos ante el reto de crear uno para cada entorno cultural y social.

Al contrario de lo que pudiéramos pensar, los tratamientos de musicoterápia no se limitan a escuchar música. Incluyen todo tipo de actividades musicales como la ejecución, la composición, el aprendizaje de instrumentos y el canto. Se hace música, se experimenta en el cuerpo y a travez de ella se alivian el dolor físico y emocional y se desarrollan habilidades motoras y cognitivas. Los beneficios de la música van mucho más allá del alivio del dolor y están respaldados por infinidad de estudios.[158,159,160]

Desde el punto de vista fisiológico, la relación entre dolor y música está avalada por la *Gate Control Theory*, una de las teorías más aceptadas sobre el dolor, desarrollada por Melzack y Wall quienes reconocieron los componentes afectivos y cognitivos del dolor. Esta teoría postuló que las señales de dolor viajan a través de las fibras nerviosas delgadas, mientras que sensaciones táctiles como la vibración, el tacto o la presión viajan por fibras anchas. Cuando recibimos un estímulo doloroso los sensores nerviosos envían las dos señales a la médula espinal que actúa como una puerta decidiendo cuál de las señales dejar pasar, si la táctil o la dolorosa. Lo más interesante y relevante para nuestra relación entre música y dolor, es que las fibras anchas, además de procesar estímulos táctiles, también procesan estímulos auditivos y visuales.[161]

La Teoría de control de puerta —*Gate Control Theory*—, explica porque a veces nos masajeamos un área dolorosa y nos alivia, es decir, el estímulo táctil del masaje compite con el estímulo doloroso y por decirlo de alguna forma, gana la entrada a la médula espinal. De esta forma sentimos el tacto, no el dolor.[162]

Si consideramos que la música es una experiencia multimodal que impacta no sólo el oído sino también la percepción táctil a través de la vibración, la visual a través de las asociaciones que evoca y los ámbitos emocional y cognitivo, tenemos todos los elementos que permiten explicar, al menos empíricamente, el efecto de la música en el control del dolor.

Una teoría del dolor más reciente, también desarrollada por Melzack, llamada Teoría de la Neuromatrix (*Neuromatrix Theory*), propone la intervención del sistema límbico y de la corteza cerebral en los mecanismos del dolor, asignado al fenómeno del dolor un aspecto aún más amplio y multidimensional que refuerza aún más la relación entre música y control del dolor.[163]

Múltiples estudios han demostrado que las intervenciones musicales disminuyen la intensidad y la angustia relacionada con el dolor, disminuyen la frecuencia cardiaca, la tensión arterial, la frecuencia respiratoria y también la necesidad de anestésicos opioides y no opioides, es decir, la música tiene probada efectividad en el tratamiento del dolor.[164]

En pacientes con cáncer, aquejados con frecuencia de intenso dolor físico y emocional, la escucha activa de música ha demostrado en diversos estudios, disminuir la ansiedad relacionada con el dolor y la muerte,[165, 166] reducir la severidad de síntomas como nauseas y vómito asociados con la quimioterapia,[167] y aliviar la ansiedad y el dolor durante la radiación.[168] La música también incrementó la motivación, la sensación de bienestar y la tolerancia al ejercicio en pacientes con transplante de médula,[169] disminuyó el dolor en pacientes con grandes quemaduras[170] y el dolor del postoperatorio de pacientes coronarios.[171]

Aunque los beneficios de la música a nivel físico son de gran importancia, quizá su impacto más importante es el psico-social, es decir, su impacto en la salud emocional y en la capacidad de integrarnos socialmente, de aceptar los cambios a los que indefectiblemente nos veremos abocados durante la vida; al fin y al cabo, la vida es una continua adaptación a nuevos entornos, personas, retos, transformaciones físicas y sociales.

Uno de los cambios que todos sin excepción tenemos que afrontar en algún momento es la enfermedad. Cuando irrumpe en nuestra vida la transforma, generando cambios y pérdidas que nos abocan al duelo. La enfermedad catapulta un conjunto de procesos bio-psico-sociales que tienen impacto en todos los ámbitos de nuestra cotidianidad, transformando nuestros hábitos y relaciones. La enfermedad también nos confronta con nuestra mortalidad, con el hecho de que nuestros días tienen fecha de caducidad, no estamos aquí para siempre. La muerte representa la crisis más fundamental del ser.

En estos momentos de pérdida y confrontación, a lo largo de la historia, la música ha jugado un papel muy importante. En algunas de las primeras tumbas que datan del periodo neolítico se han encontrado restos de arpas e instrumentos musicales que aparentemente se enterraban para acompañar al muerto en su viaje al otro mundo.[172] Figuras similares se han encontrando en tumbas del siglo V a.C. del antiguo Egipto y de China. En las tumbas egipcias los músicos aparecen tocando instrumentos de percusión, probablemente para alejar a los malos espíritus, costumbre que ha llegado hasta nuestros días en Egipto.

Iconografía Etrusca muestra a bailarines y músicos tocando el aulos, instrumento de viento similar a una flauta, en las ceremonias funerarias. Esta costumbre se conservó hasta tiempos romanos cuando era requisito contar con la participación de dos gremios de músicos en todos los festivales, juegos públicos y procesiones fúnebres.

En la antigua Mesopotamia y en el cercano Oriente se entonaban cantos fúnebres comunales, en China se cantaban poesías conocidas como "lamentos por el sur" y en la antigua Grecia se entonaban lamentaciones cantadas acompañadas por la lira de tres cuerdas. Pero es quizá en la mitología griega, en donde encontramos a tres de las principales figuras que en la cultura occidental relacionan música y muerte: Orfeo, las sirenas y las musas.[173] Si bien las representaciones que se conservan de estas figuras datan de la época helenística, el mito de Orfeo probablemente se originó ya en el siglo VI a.C.

Orfeo, el que calmaba a las fieras con su música, el que con el sonido de su lira movía árboles y rocas y desviaba el curso de los ríos, con su música sorteó todos los peligros del inframundo para salvar a su amada Euridice de las garras de la muerte.

Las sirenas, pájaros con cabeza humana que seducían con su canto a los viajeros para llevarlos a la isla en donde encontrarían la muerte y las musas, aparecen en la obra de Homero como músicos en el funeral de Aquiles, como guardianes del orden del cosmos, y como miembros del coro de las fiestas de los dioses. Los músicos y la música aparecen para ayudarnos a pasar al otro mundo, protegernos y guiarnos en la transición hacia lo desconocido.

Pero además de asistir al que muere en su tránsito, la música ayuda a preservar la memoria de la comunidad, a tener esperanza y a continuar con la vida.

En Irán, mientras las mujeres lloran por la persona fallecida, los hombres cantan y danzan. En zonas rurales de China se celebra el *xisang* (funeral feliz) para la persona que tuvo una vida larga y el *xiongsang* (funeral desfavorable),[174] para quien tuvo una vida corta. Los dos tipos de funerales son ambientados por eventos sonoros y musicales que incluyen representaciones de música folclórica para los amigos y familiares del muerto. En el Pacífico colombiano las comunidades afrodescendientes entonan cantos llamados *Alabaos* que se convierten en animadas celebraciones en las que participa toda la comunidad. De forma similar, en la comunidad negra de New Orleans se celebran los funerales de jazz, tradición que se remonta a los inicios de la historia de la ciudad. En ellos desfilan bandas de músicos en honor al muerto. Estos rituales ayudan a elaborar el duelo y a mantener la salud mental de las personas cercanas al fallecido.[175]

En la tradición cristiana conocemos numerosas obras musicales compuestas desde el siglo XV para acompañar la liturgia de difuntos y proclamar la existencia de la vida eterna, acto de fe y esperanza para los creyentes.

El primer *Requiem* que se conserva es el de Johannes Ockeghem (1461), seguido de numerosas obras que incluyen el Requiem de Brumel (1483), el Requiem a seis voces de Jean Richafort, el de Antoine de Févin y el de Tomás Luís de Victoria (1603), sólo por mencionar a algunos de esa época. Más recientes y ampliamente conocidos son los Requiem de Mozart (1791), Cherubini (1816) Brahms (1865–68), Verdi (1874), Saint-Saëns (1878), Berlioz (1837), Fauré (1887), Duruflé (1947), Britten (1961) Ligeti (1963), Stravinsky (1966), Penderecki (1980–2005), Lloyd Webber (1985), Rutter (1985), Jenkins (2005) y un sinnúmero de composiciones de músicos occidentales destinadas a la liturgia de difuntos.

Lo que tienen en común los ritos funerarios del pasado y del presente es que buscan restaurar el equilibrio perdido por la muerte de un miembro de la comunidad. Las palabras de los cantos, la música, los discursos y las lamentaciones sirven para recordar y preservar la memoria del miembro desaparecido. Es a través de los cantos y lamentos como la comunidad busca restaurar la memoria, hacer catarsis del dolor, conectar la vida terrenal con el más allá y preservar la memoria social.

Aunque estos rituales se destinan a los muertos en realidad son espacios para reafirmar la vida, espacios de resiliencia en donde las pasiones y emociones se expresan con exuberancia a través de la palabra, la música y la danza, con el cuerpo como vehículo.

La muerte es sin duda uno de los eventos vitales y sociales de mayor importancia, la única certeza que tenemos en el flujo cambiante de la existencia. Tristemente, a pesar de su importancia, en la sociedad actual tendemos a negarla y a exaltar todas las representaciones de la juventud y la belleza. Para muchos, confrontarse con la muerte genera conflicto y la mayoría de veces se niega, preferimos no hablar de ella, evadirla, creer que es una cosa que le pasa a los otros y que cuando sucede es una tragedia. Desafortunadamente la muerte no es vista como lo que es, un evento natural, un proceso al que todos nos veremos abocados y para el cual debemos prepararnos.

La música también nos puede ayudar a prepararnos para la propia muerte y la de los seres queridos. Un estudio realizado con pacientes terminales o que habían solicitado la muerte asistida, consistió en pedirles que crearan junto a sus familiares listas de reproducción para usar en el momento de la muerte o durante las últimas horas o días de vida. Algunas personas escogieron música que inducía a la relajación o la alegría, otras canciones que habían tenido especial significado en diferentes momentos de su vida, canciones que reflejaban sus valores o experiencias. Por ejemplo, algunos pacientes crearon listas que incluían música de su infancia, adolescencia y juventud, una forma de autobiografía musical que terminaba con la selección de las canciones que les gustaría que sonaran en su funeral. La música les permitió construir una narrativa vinculando pasado, presente y futuro.[176]

Proyectos como el desarrollado por *Chalice of Repose*[177] se basan en el acompañamiento musical de pacientes terminales y de sus familias a través de intervenciones musicales en los últimos días de la vida y en el momento de la muerte. Estas intervenciones incluyen la escucha pasiva y atenta de música y la composición de canciones, ejercicio muy poderoso porque al combinar texto y música alcanzamos niveles de expresión a los que normalmente no tenemos acceso, podemos expresar las profundidades de nuestro dolor, de nuestro miedo, nuestra vulnerabilidad, nuestra agradecimiento y esperanza.

En este contexto la música sirve como narradora y disparadora de recuerdos y emociones, parece como si la música fuera una extensión del *yo soy,* una parte de lo que somos que se expresa fuera de nosotros y que nos hace vibrar a nosotros y a quienes nos acompañan en la escucha. La música nos permite acceder directamente a las emociones y construir una narrativa, una autobiografía en la que se hacen las pases entre la expectativa de lo quise ser y de lo que en realidad soy, es decir, podemos revisar nuestra vida y tender un puente entre el yo real y el yo idealizado que nos permite aceptarnos tal y como somos, aceptando nuestra mortalidad y asumiéndola como un hecho natural.

Componer canciones, aunque no seamos músicos, es un ejercicio muy poderoso y al alcance de todos. ¿Porqué no componer canciones para el que fui, para el que soy y para el que me gustaría ser? ¿Escribir canciones para los que queden cuando yo no esté, canciones para despedirnos de nuestros seres queridos, para expresarles gratitud o amor o para darles esperanza?, ¿porqué no empezar a pensar en la música de nuestro funeral?

Estos ejercicios que parecen superfluos son confrontaciones muy poderosas con nuestra mortalidad, ejercicios transformadores que nos ayudan a reflexionar sobre quièn somos y sobre la huella que queremos dejar en el mundo, sobre nuestros valores y sobre el impacto que nuestras acciones tienen en la sociedad y el medio ambiente.

Lo bello de la música es que está al alcance de todos; no se necesita formación musical para crear una canción o disfrutar de una melodía y sus beneficios impactan positivamente nuestra salud mental y física.

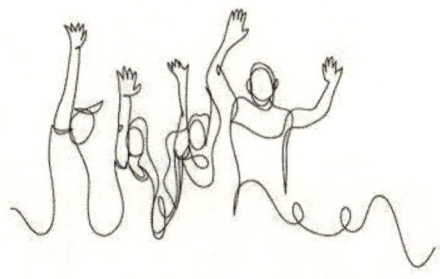

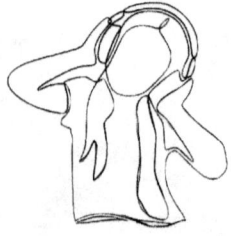

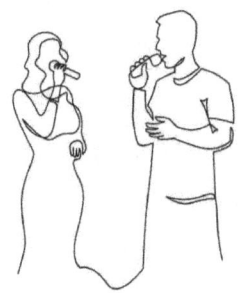

Capítulo 8

LA VOZ, EL CANTO Y LOS SONIDOS DEL CUERPO

¿Recuerdas las melodías que tus padres te cantaban cuando eras niño para calmarte, alegrarte o acompañarte? ¿O quizá vienen a tu mente las primeras canciones escolares, aquellas que compartías alegre y animaban las veladas familiares?

En la infancia cantamos y bailamos libremente, gritamos, lloramos sonoramente y nuestro llanto se escucha muy lejos, pues nuestros mecanismos de respiración y emisión vocal aún no han sido domesticados. Aún no hemos introyectado las normas que determinan lo que es correcto o los juicios de valor que nos limitan en la adultez cuando al cantar evaluamos constantemente si lo hacemos bien o mal o si hacemos el ridículo.

Cantar es algo natural en el ser humano, de hecho, cuando un adulto inicia el proceso de aprendizaje del canto, los primeros pasos consisten en recordar y re-aprender la libertad y relajación con la que emitíamos el sonido en la infancia. Empezamos por aprender a respirar en total relajación, conscientes de nuestro cuerpo, de la postura, libres los músculos de la mandíbula, la lengua, el cuello, la caja torácica. El proceso de aprender a cantar se convierte en un camino de toma de auto-conciencia que tiene un componente físico que nos conecta con el cuerpo, nos hace conscientes de él, nos hace mirarnos, sentirnos, auto-observarnos. El cuerpo es el instrumento del cantante.

Pero quizá el componente más importante en el aprendizaje del canto sea el componente emocional. La voz se convierte en una metáfora del *yo soy*, en un espacio de representación en donde se proyecta parte de lo que soy de manera pura y auténtica.

A algunas personas les cuesta escuchar su propia voz, les atemoriza o avergüenza escuchar su voz grabada, no les gusta lo que escuchan. Aprender a cantar se convierte entonces en un camino de aceptación de sí mismo, en un reconocimiento de lo que somos sin grandilocuencias ni exageraciones, somos simplemente lo que somos y eso es suficiente. No necesitamos más de lo que ya somos para ser amados, para ser aceptados, para ser valiosos.

En la medida en que escucho mi voz, la acepto y me familiarizo con ella, me familiarizo conmigo mismo, con mi esencia y al tiempo amo lo que soy, me acepto. Pero el camino no acaba aquí, pues el proceso de aprender a cantar nos enseña que la voz de cada persona es única, una huella digital que nos diferencia de los otros que está en continua construcción y desarrollo.

El estudio de la técnica del canto enseña también que aunque iniciamos el camino con una tesitura o extensión vocal, la voz puede ser ampliada, desarrollada al máximo de sus posibilidades. La voz —como el resto del cuerpo y el cerebro— cambia a lo largo de la vida, reflejando las experiencias y etapas físicas y emocionales que atravesamos a lo largo de nuestro ciclo vital.

El proceso de llevar a nuestra voz real y metafórica, a su más alta expresión es un proceso de autoconocimiento y aceptación en el que nos hacemos conscientes del cuerpo y aprendemos a coordinar los mecanismos de relajación, respiración y emisión del sonido en un ambiente de total conciencia y libertad.

Quizá estás ahora pensando que tu voz no es bella, que no eres apto para cantar. Afortunadamente, aunque a todos nos gustaría tener una bella voz para cantar según los ideales estéticos de la sociedad en la que vivimos, el acto de cantar trasciende estos ideales, todos podemos y debemos cantar.

Cantar en esencia es comunicar, entregar una parte de lo que soy, expresar mis valores, mis ideales, mis sueños. El cantor, al tiempo que refleja la realidad que le rodea, trasciende esta realidad, se transfigura y en el momento de cantar accede a otros planos de realidad, a formas de percepción y expresión sutiles. En este acto casi mágico se conecta con el chamán y el sacerdote ancestral, se convierte en puente que conecta el mundo ordinario con el mundo de lo simbólico, lo etéreo, lo abstracto y trascendente.

A lo largo de la historia el canto se ha usado para sanar, aliviar las penas, expresar alegrías, dar valor a los que van a la guerra, energía a quienes trabajan por largas jornadas, consuelo a quienes viven un duelo, compañía a los solitarios.

Cuentan que Isabel de Farnesio, la segunda esposa del rey español Felipe V, para sacar al rey de la depresión y la melancolía invitó a la corte al castrati napolitano Carlo Broschi, el conocido Farinelli, pues sus canciones, eran lo único que sacaba al rey de su aislamiento y apatía. Esta anécdota que puede parecer graciosa ha demostrado tener bases científicas. Escuchar música alegre o música que tiene conexión emocional con nosotros tiene efectos demostrados en nuestra sensación de bienestar y estado de ánimo.

Un estudio reciente de la *British Academy of Sound Therapy*,[178] en el que se utilizó el *Oxford Happiness Questionnaire*,[179] concluyó que después de escuchar música el 32.07% de las personas se sintieron más propensas a la alegría, el 64.97% se sintieron más alegres, el 89.14% más energéticas, el 64.97% reían más, el 86.31% se sentían más satisfechas con su vida, el 84.67% sentían que tenían un efecto positivo sobre los otros, el 82.4% se sintieron más en control de su vida y el 80.06% afirmaron que sentirse feliz les ayudaba a tomar decisiones más fácilmente. Cantar y escuchar a otros cantar tiene efectos positivos en la salud física y mental.

El elemento central en la canción es la voz, esa huella digital que nos diferencia de los otros, tan importante cuando suena como cuando calla. La voz es producida básicamente por la vibración de las cuerdas vocales producida por el aire.

Además de ser herramienta catártica, las canciones sirven para transmitir los valores de una persona o comunidad, erigiéndose como seña de identidad personal y social. Por eso es que nos identificamos con las canciones de una generación, de un partido político o de un artista concreto, porque la canción trasciende el aspecto musical para convertirse en portadora de la cultura, de los valores y aspiraciones de personas y naciones, son parte esencial de nuestro patrimonio personal y de especie.

La música y la canción particularmente se remontan a los inicios de la especie. Aunque los defensores del protolenguaje musical tienden a situar sus inicios en escenarios evolutivos anteriores a hace 400.000 años, investigaciones recientes apuntan que desde el punto de vista evolutivo, la capacidad de producir vocalizaciones complejas aparece hace 400.000 años, pues tanto el *Homo Sapiens* como los *neandertales*, y por extensión, su último antepasado común tienen las mismas adaptaciones anatómicas al habla, mientras que especies anteriores probablemente fueron diferentes. Según estos hallazgos podemos asumir que habla y lenguaje tienen al menos 400.000 años y probablemente evolucionaron juntos en un proceso en que las adaptaciones cognitivas y anatómicas coevolucionaron de forma gradual. Igualmente existió un proceso de coevolución entre vocalizaciones, gestos y habilidades comunicativas; y entre cultura y biología, vinculadas a través de la autoorganización.[180]

El canto y la música tienen relación con procesos biológicos y adaptativos de diferentes especies. Al igual que el lenguaje humano, los sonidos emitidos por los animales están cargados de significado, expresan información sobre territorio, reproducción, grupos sociales, alianzas, depredación, peligro, y recursos. Por ejemplo, los cantos de los pájaros tienen funciones comunicativas, adaptativas[181] y reproductivas, sirven en el cortejo de la pareja, para definir territorio y diferenciarse en grupos. Los chimpancés ajustan sus sonidos al medio social en el que se encuentran y el macho de la rana de garras sudafricana (*Xenopus laevis*) produce una canción como parte de sus ritos reproductivos.[182] Su canto es posible debido a complejos procesos adaptativos en los que intervienen infinidad de hormonas y sustancias neuromoduladoras. Su laringe tiene receptores de andrógenos que le permiten crecer ocho veces más que la de las hembras para poder cantar.

En los humanos, las primeras interacciones sociales son de naturaleza musical. Cuando la madre canta y susurra delicadas melodías al recién nacido, se liberan hormonas como la oxitocina o la vasopresina,[183] sustancias esenciales en el desarrollo del cerebro social que favorecen el apego, la confianza y el afecto entre madre e hijo. La atracción del neonato hacia el sonido familiar de la voz y el canto de la madre, tiene impacto en sus respuestas fisiológicas centrales, como por ejemplo en la secreción de cortisol.[184]

La percepción visual y auditiva se desarrollan paralelamente, se complementan y son igualmente importantes para nuestro desarrollo. Tal como señala Sterne:

> La audición es esférica, la visión es direccional; el oído sumerge al sujeto, la visión ofrece una perspectiva; los sonidos nos llegan, pero la visión viaja a su objeto; la audición se refiere a los interiores, la visión se refiere a las superficies; la audición implica el contacto físico con el mundo exterior, la visión requiere distancia; escuchar nos coloca dentro de un evento, ver nos da una perspectiva del evento; el oído es un sentido principalmente temporal, la visión es un sentido principalmente espacial.[185]

Aunque tenemos evidencia de que a través del oído podemos llegar a conocer y entender la realidad de una forma más completa y algunas veces más rápida que a través de la vista, nuestra sociedad privilegia al sentido de la vista.

Es paradójico, puesto que gesto, lenguaje y sonido, habilidades esenciales para la integración social y el surgimiento de la vida en comunidad, parecen haber surgido adaptativamente, casi al mismo tiempo, para permitirnos sobrevivir.

Esta situación ocurre, en gran parte, debido a que en la cultura occidental, desde hace siglos, pero especialmente desde la ilustración, las élites ilustradas construyeron a través de la palabra escrita, las grandes narrativas. Desde entonces las humanidades y las ciencias se distinguen de la tradición y de lo folclórico legitimándose a través de lo escrito y la tradición oral se vinculó a las sociedades premodernas, periféricas, atrasadas, dejando a lo audible en segundo plano. Las ciencias adoptaron como punto de referencia la mirada del científico. Desde entonces vivimos en una sociedad oculocéntrica.

Antes del siglo XIX, el sonido se estudiaba sólo como lenguaje o música, idealizando a la música, vinculándola a Dios y a la armonía del universo. Cuando en el siglo XIX se popularizó el concepto de frecuencia, previamente desarrollado por personajes como Decartes o Bernoulli, el sonido empezó a estudiarse como una forma de vibración, dando origen a la física, la acústica, la otología y la fisiología que se desarrollarían a partir del siglo XIX. Lo audible de alguno forma se legitimó al inscribirse en el discurso racionalista científico.

En la medicina, al igual que en la filosofía, la visión se estudió antes que la audición. Según Sterne, esta situación se debió en parte a la dificultad de acceder a las pequeñas estructuras del oído y a la dificultad de estudiarlas en cuerpos humanos, situación que sólo se normalizó a partir de mediados del siglo XIX, cuando los médicos finalmente tuvieron permiso para hacer disecciones en cadáveres y pudieron observarlas.[186]

La semiología médica, uno de los corpus de conocimiento más valiosos de la práctica médica, que dota a los médicos de las herramientas de observación para diagnosticar complejas patologías, se desarrolló mayormente basada en la observación ocular. Gracias al estudio de la semiología, los medicos diagnosticamos observando la postura, la forma de caminar, el color de la piel, el ritmo de la respiración, los ojos, los movimientos y un sinfín de características físicas y psicológicas de las personas. Aunque la semiología también atiende a fenómenos sonoros, como el ritmo cardiaco, el sonido de la respiración o el timbre de la voz, la mayor parte de nuestra evaluación es visual.

Sin embargo, fue justamente una herramienta para escuchar, una de las claves para la profesionalización de la medicina. A partir de la incorporación del estetoscópio, la medicina pasó de ser puramente teórica a ser perceptual. Auscultar al paciente, escuchar e interpretar los sonidos de su cuerpo, se convirtió en una habilidad necesaria para los médicos.

Aunque Hipócrates ya había escrito sobre la importancia de la auscultación inmediata, que consistía en poner el oído directamente sobre el cuerpo del paciente y en 1761 Leopold Auenbrugger en su *Inventum novum*,[187] abocaba por el uso de la percusión, que requería la interpretación de los sonidos producidos por la percusión de zonas específicas del cuerpo, antes de la invención del estetoscopio y de la auscultación mediada (mediada por un instrumento), el médico dependía exclusivamente de la observación visual y de la narración del paciente para elaborar el diagnóstico. La voz audible del paciente, la historia que contaba y la observación visual, eran las piezas de información más importantes para el diagnóstico.

A partir de la incorporación del estetoscopio, y del desarrollo de la capacidad para relacionar ciertos sonidos del cuerpo, percibidos a través del estetoscópio, con patologías, los sonidos internos del cuerpo se convirtieron en la fuente más importante de información para el diagnóstico y la voz pasó a ser importante sólo por sus características tímbricas, es decir, se analiza por el tipo de sonido que produce.

Cuando en 1816 Rene Laennec escribió que a través de un tubo de papel enrollado sobre el pecho del paciente, podía escuchar mejor los sonidos del corazón, su innovación no fue la invención del tubo en sí mismo, sino en su capacidad para relacionar los sonidos del cuerpo, las visceras y órganos internos, con posibles patologías. A partir de ese momento inició una serie de observaciones que culminarían con la publicación de su *Tratado de auscultación mediada*,[188] libro fundacional en el que por primera vez relaciona el sonido auscultado con patologías del pulmón, del corazón y de la cavidad torácica.

Escuchar se volvió esencial para los médicos, el estetoscopio permitía escuchar lo que no se podía ver, los sonidos se convirtieron en signos que indican salud o enfermedad y los médicos se vieron en la necesidad de refinar el sentido del oído, de desarrollar habilidades auditivas para fines científicos, lo audible se racionalizó.

Los sonidos del cuerpo también tienen una larga relación con la música y las artes. Los latidos del corazón, esos sonidos rítmicos que a lo largo de la historia han sido metáfora del amor, las emociones y la vida, fueron descritos por primera vez por el médico griego Praxagoras de Kis (340 a.C) y más tarde por Erasistrus (304-250 a.C). Sin embargo, fue Herofilus (335-280 a.C) quien dedujo que el pulso era el resultado de la contracción y dilatación de las arterias, siendo el primero en referirse a sus características musicales.

Sus teorías, que otorgaban métrica musical al pulso, tuvieron un impacto considerable en la creación musical durante la Edad Media y el Renacimiento, cuando personajes como Boecio (480-524 d.C.) distinguían tres tipos de música: la musica mundana, proveniente de las esferas celestiales, la musica humana determinada por el pulso, la respiración y los latidos del corazón y la musica instrumentis, el único tipo de música que los humanos podían escuchar.[189]

El corazón se convirtió desde entonces en motivo recurrente en el arte, asociándose al amor, la bondad y las virtudes cristianas. A partir del siglo XX, gracias a las tecnologías digitales, los latidos del corazón se han utilizado para crear obras artísticas interactivas que conectan cuerpo, emoción, creatividad y música. Ejemplo reciente es la Orquesta de Cámara del Corazón (*Heart Chamber Orchestra*) espectáculo audiovisual compuesto por 12 músicos clásicos y el dúo de artistas *Terminalbeach*. Integrando los latidos del corazón a un software de composición y visualización en tiempo real, los músicos pueden interpretar las partituras producidas por sus propios corazones.[190] La creación de esta orquesta es un ejemplo del llamado arte biométrico, que se basa en los sonidos y formas del cuerpo para producir arte, una verdadera fusión de saberes que refleja la interdisciplinariedad a la que estamos retornando en el siglo XXI. El análisis biométrico permite crear música basada en datos extraídos del cuerpo pero también abre una puerta para facilitar el diagnóstico médico.

Aprovechando la sensibilidad que tenemos los humanos para discriminar variaciones sonoras, bioquímicos de la Michigan State University inventaron el análisis de orina musical,[191] una forma de interpretación que permite que, por ejemplo, médicos con discapacidad visual analicen los resultados, al igual que quienes estén practicando una cirugía y tengan las manos y los ojos ocupados. El análisis musical, proporciona una alta especificidad porque los humanos somos más sensibles a las variaciones tonales que a las numéricas. Este motivo impulsó al genetista Susumo Ohno a convertir las secuencias de ADN en sus equivalentes musicales, permitiéndole descubrir patrones genéticos ocultos que de otra forma hubieran sido elusivos.[192,193]

El cuerpo es literalmente una sinfonía, un conjunto de sonidos que hoy podemos escuchar gracias a experimentos que convierten nuestras señales eléctricas y movimientos musculares en música por medio de un simple instrumento electrónico conocido como *Biomuse*.¹⁹⁴

Digiti Sonus, instalación artística que transforma las huellas digitales en sonido demostró también que nuestros cuerpos son música. La instalación utiliza algorítmos para que la audiencia explore sus identidades sónicas a través de sonidos únicos generados por los patrones de su huella dactilar. Lo más interesante es que los participantes pueden manipular los sonidos, experimentando con sus identidades sonoras.¹⁹⁵ Según Yoon Chung Han: "dada la capacidad del sistema auditivo para localizar el sonido en el espacio tridimensional es probable que la sonificación de las huellas dactilares pueda servir como una técnica eficaz para la representación de datos biométricos complejos".¹⁹⁶

Yoon Chung Han y Byeong-jun Han, también han experimentado transformando en sonido los diversos patrones y características de la piel, en lo que se llama sonificación de la piel. Lo artistas segmentaron el cuerpo en sus distintas partes; cabeza, cuello, brazos, piernas, pecho y pelvis. Para sonificar las diversas características de la piel, emplearon un algoritmo para promediar los píxeles de color específicos de cada zona del cuerpo y luego asignaron el color promedio a un rango de frecuencia predefinido. De esta forma, una persona puede explorar la piel de todo su cuerpo y examinar las diferentes representaciones sonoras resultantes.

Estos experimentos abren muchísimas posibilidades para el futuro y permiten formas de conocer el cuerpo que aún no hemos explorado. Podremos escuchar el sonido de nuestra piel, nuestros ojos, manos, pelo y seguramente también podremos diferenciar entre los sonidos de la salud y de la enfermedad. Estas tecnologías abren la puerta a un sinfín de posibilidades terapéuticas. Si los órganos suenan diferente en la salud y en la enfermedad, ¿porqué no pensar en cambiar las frecuencias sonoras de los órganos enfermos para que suenen como los órganos sanos?

Si tal como demostraron Pelling, Gralla y Gimzewski,[197] las células cantan, ¿quien dice que no podremos llevar a las células a vibrar en la frecuencia de la salud? Las posibilidades son infinitas!

Los sonidos propios, los del otro y los del entorno definen quienes somos y nos sitúan socio-históricamente. Podemos crear música a partir de los sonidos del cuerpo y también a partir de los sonidos del ambiente en el que nos encontramos. El acto en sí de escucharnos y de escuchar los sonidos que nos rodean es terapéutico, nos conecta con el entorno, nos arraiga en el aquí y el ahora. Al escuchar nos abrimos al mundo, dirigimos nuestro atención al otro, iniciamos una relación con el exterior. Tal como dice Gadamer "quien escucha está fundamentalmente abierto. Sin esa apertura hacia el otro es imposible desarrollar una relación humana genuina. Estar juntos significa estar abierto a escuchar al otro".[198]

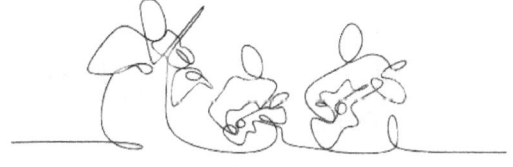

Capítulo 9

MÚSICA Y CREATIVIDAD

Una de las primeras asociaciones que hacemos cuando pensamos en música y creatividad es en la figura del compositor. Ellos tienen la capacidad de crear música que representa y revela los valores, anhelos y preocupaciones de una sociedad en un momento histórico determinado, convierten sus emociones y experiencias en sonidos llenos de significado.

¿Cómo logran crear obras con las que se identifican generaciones enteras? ¿Son genios dotados de talentos excepcionales? ¿Personas especiales?

En la antigua Grecia se pensaba que quienes realizaban actividades o creaban productos que hoy consideramos creativos estaban poseídos por un espíritu o inspirados por las

las musas.[199] Durante la Edad Media, la creatividad era un don de Dios, provenía de la inspiración divina.[200] En el periodo romántico se atribuyó la creatividad a seres superdotados, personas especiales de alguna forma.

Investigaciones iniciadas en el siglo XX develaron que la creatividad está al alcance de todos, que los grandes logros creativos en las artes, las ciencias o los deportes no se deben únicamente al talento o la genialidad; son en gran parte el resultado de la constancia, el estudio y la práctica de años. Nada la define mejor que la afirmación de Picasso: "La inspiración existe, pero tiene que encontrarse trabajando".

Definida como la capacidad de un individuo para producir algo nuevo, original, apropiado y valioso para una tarea específica, la creatividad habitualmente se asigna a los individuos,[201] es decir, tendemos a pensar que la idea innovadora surge exclusivamente del cerebro del individuo creativo. Sin embargo, la creatividad, como la cognición, es también un fenómeno sociocultural puesto que los productos que resultan del proceso creativo son usados, apreciados, rechazados, o incorporados por la sociedad en la que se crean. Esto significa que la creatividad no se limita a un individuo, es un proceso que se extiende al medio en el que el individuo desarrolla sus ideas.

Aunque existen características de personalidad que se asocian más frecuentemente con los sujetos creativos, como por ejemplo la extroversión, la disposición a tomar riesgos[202] o a buscar experiencias nuevas,[203] la creatividad depende también de factores como los hábitos, la motivación y las condiciones del medio en el que nos encontramos. Esto quiere decir que la podemos desarrollar, podemos cultivar los hábitos y crear los entornos que la estimulan.

Aunque podríamos pensar que es una característica exclusiva de los humanos, la creatividad se manifiesta ampliamente en el reino animal.[204] Hinde y Fisher describieron cómo una especie de pájaros del Reino Unido para subsistir, aprendió a hacer agujeros en las tapas de aluminio de las botellas de leche dejadas en las puertas de las casas, práctica que comenzó en un lugar y se extendió por la mayor parte del país.[205]

Según Wallas,[206] en los procesos creativos intervienen factores conscientes e inconscientes que se desarrollan en diferentes etapas. Para crear pasamos por una fase de preparación y adquisición de conocimientos que continúa con la incubación de la idea. Luego llegamos al esperado momento de iluminación, el momento de la innovación. En la última etapa la idea se verifica y valida.

El inconsciente juega un papel muy importante en la creatividad. Muchos compositores y creadores de todas las áreas narran cómo las ideas a veces aparecen, brotan, como si fueran dictadas por alguien. Yo misma, cuando compongo canciones a veces me sorprendo porque estas aparecen rápidamente, de forma casi mágica, misteriosa. Generalmente pongo música a poemas de autores conocidos y siempre me ha parecido muy extraño, que algunas veces, cuando estoy leyendo poesías, de repente aparece una a la que le brota la música. Parece como si la música saltara de la página. Eso ocurre solamente con algunas poesías, no con todas.

Cuando en 1997, le preguntaron a Karlheinz Stockhausen qué era la intuición, contestó:

> La intuición transforma cada acción normal en algo especial que uno mismo no conoce. Como artesano que trabaja con sonidos y aparatos, busco encontrar todo tipo de combinaciones nuevas. Pero cuando quiero crear algo que me asombra y me conmueve, necesito la intuición. ... llega de vez en cuando y cuando lo hace me asombra. Según mi propia experiencia, la intuición viene de un mundo superior.[207]

El compositor Pierre Boulez decía que los componentes fundamentales de la creatividad son la imaginación y la inteligencia: "Los procesos creativos no existen sin la imaginación, pero tampoco existen sin el entrenamiento de las habilidades para crear."[208]

Cuando al compositor Lukas Foss le preguntaron qué era una idea, respondió: "Una idea surge cuando hay caos y de repente ves relaciones; cuando encuentras un significado donde has mirado antes y parecía haber sólo desorden".[209]

A lo que se refería Foss, era al pensamiento divergente, un tipo de pensamiento que genera ideas creativas mediante la exploración de muchas posibles soluciones. Es un tipo de pensamiento que en contraste con el pensamiento lógico, que busca una sola solución correcta basada en conocimientos previos, típicamente ocurre de forma espontánea, de modo fluido, logrando que muchas ideas se generen en poco tiempo, conectando cosas inesperadas.

Esto explica por qué Einstein, cuando tenía un problema difícil de resolver, se encerraba a tocar el violín, instrumento que tocaba desde los seis años. El físico afirmó que su propia teoría de la relatividad se le ocurrió por intuición y que su descubrimiento fue el resultado de su percepción musical.[210]

Edgar Varèse, reconocido compositor italiano, afirmaba que su inspiración provenía de las matemáticas y la astronomía porque estas estimulaban su imaginación y le daban la impresión de movimiento y ritmo. Hijo de un ingeniero, Varèse estudió desde pequeño en una escuela especializada en matemáticas y ciencias. Allí descubrió a Leonardo da Vinci y se interesó por el estudio del sonido.

> Cuando tenía unos veinte años, me encontré con una definición de música que me transformo, Józef Maria Hoene-Wroński, físico, químico, musicólogo y filósofo polaco de la primera mitad del siglo XIX, definió la música como "la corporealización de la inteligencia que está en los sonidos". Fue esta definición la primera que me hizo pensar en la música como algo espacial, como cuerpos de sonido en movimiento en el espacio, una concepción que gradualmente hice mía.[211]

Desde el punto de vista de la física, la música y por extensión todos los sonidos se consideran en términos vibratorios como energía que vibra a través de un medio y se transfiere a nuestro cuerpo y sentidos.[212] La vibración activa nuestro sistema auditivo, el tacto[213] y el sistema vestibular del oído interno. A partir del momento en que percibimos el sonido le asignamos un valor estético, lo situamos culturalmente y lo clasificamos como música o ruido, como bello o feo.

La historia de la música está íntimamente ligada a la física. Cuentan que cuando Einstein conoció la teoría cuántica de Max Planck, premio Nobel de física en 1918 y dotado pianista y chelista, proclamó que era "la forma más alta de musicalidad en la esfera del pensamiento".

Podríamos citar cientos de ejemplos de científicos-músicos y músicos-científicos que pasaron a la historia por sus geniales contribuciones, todas posibles gracias a una formación que les permitió desarrollar el pensamiento divergente.

Según Root-Bernstein, esta es una expresión de los "talentos correlativos", es decir, destrezas o habilidades de diferentes áreas que pueden integrarse para producir resultados sorprendentes e innovadores.[214]

El pensamiento creativo es transdisciplinario y transferible de un campo a otro. Las habilidades asociadas con la música, como la formación y reconocimiento de patrones, la habilidad sinestésica, la imaginación, la sensibilidad estética, el ritmo, la capacidad para interpretar y expresar emociones y la comprensión de la música misma, aunadas a la disciplina que esta exige, han sido componentes importantes de los talentos correlativos de muchos científicos famosos.[215]

El médico Hector Berlioz (1803-1969) pasó a la historia como uno de los compositores más innovadores del siglo XIX. Aleksandr Borodin (1833-1987), respetado médico y químico y fundador de la Escuela de Medicina para Mujeres de San Petesburgo pasó a la historia como uno de los grandes compositores nacionalistas rusos, integrante del *Grupo de los Cinco*.[216] La médica de los Estados Unidos Victoria Apgar (1909-1974), reputada anestesióloga y obstetra y la creadora de la *Escala de Apgar,* la prueba que se realiza a todos los bebés cuando nacen para evaluar su salud neurológica, tocaba el violín desde pequeña y aprendió a construir instrumentos. Camille Saint-Saëns (1835-1921), además de compositor fue un ávido astrónomo, Edward Elgar (1857-1934), no sólo se destacó como compositor, también fue químico con varias patentes registradas. El astrónomo anglo-alemán William Herschel (1738-1822), descubridor del planeta Urano desarrolló una importante carrera como compositor y apoyó a su hermana Caroline Herschel (1850-1948) para formarse primero como cantante y luego como astrónoma. Caroline descubrió varios cometas y fue pionera en muchos aspectos, siendo la primera mujer en recibir un salario como científica y la primera en ser nombrada miembro de la Academia Real de Astronomía. El médico cirujano británico Sir Arthur Conan Doyle (1859-1930), conocido mundialmente como el creador de Sherlock Holmes, además de ser escritor de renombre se interesó por la arquitectura y fue un ávido deportista. El conocido guitarrista y compositor de *Queen*, Brian May (1947), es doctor en astrofísica con varios escritos publicados en su área.

El cardiólogo y compositor Richard Bing afirmaba que sus descubrimientos eran el resultado de su formación transdisciplinaria. Premios Nobel, como el neuroanatomista y artista plástico Santiago Ramón y Cajal y al inmunólogo y novelista Charles Richet, afirmaron que los grandes avances de la ciencia no se deben a especialistas monotemáticos, sino a personas con un abanico amplio de intereses y pasatiempos.[217]

Se revela la necesidad de desarrollar hobbies, de privilegiar el estudio de la música y las artes, no como materias accesorias sino como materias centrales, esenciales para el desarrollo cognitivo y de la creatividad. Esta afirmación la constatan diversos estudios realizados en miles de estudiantes destacados en ciencia y matemática que mostraron, que los factores más importantes para predecir su éxito profesional, no eran como podríamos imaginar, su coeficiente intelectual o sus resultados académicos. Los factores determinantes era la presencia o ausencia de actividades desafiantes cognitivamente en su tiempo de ocio.[218]

Con tantas evidencias solo me queda invitarlo, querido lector, a llenar su vida de música, a iluminar todos los espacios de su cotidianidad con sonidos, a aprender un instrumento, a cantar. Podemos desarrollar hábitos y entornos que estimulen el pensamiento creativo e innovador y vivir una vida más plena y sana. Ponga atención en los sonidos de su entorno, camine con los oídos abiertos, atendiendo al canto de los pájaros, al viento que mece los árboles de su balcón, a los vecinos que cantan, a la música que encuentra en sus paseos cotidianos. Observe su entorno, prepare sus sentidos para la creatividad. Cuando tenga un bloqueo mental o se encuentre cansado, pare, escuche música, respire profundo, baile. Si es músico, improvise, deje a un lado la partitura, explore los sonidos de su instrumento.

La cognición y los procesos creativos interactúan con el entorno, se corporalizan, esto significa que el ambiente en el que usted vive y los hábitos que usted cultiva se manifiestan en sus procesos de pensamiento, en su ser creativo.

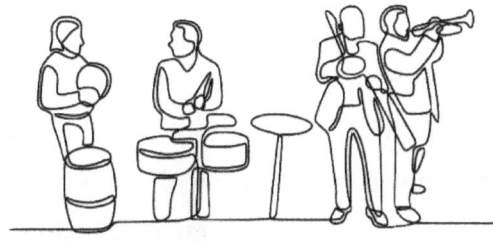

Capítulo 10

SALUD GLOBAL, PANDEMIA Y EL EJEMPLO DE LAS ORQUESTAS

No existe mejor ejemplo de trabajo en equipo y gestión de la diversidad que el funcionamiento de una orquesta, un coro, un grupo de teatro o de música. Estos representan la metáfora perfecta de cómo debería funcionar la sociedad. Cada instrumento, cada integrante de un coro, tiene una voz única, una huella digital, sello de identidad, sin embargo, a pesar de las diferencias en las formas y sonidos de los instrumentos, todos se unen para tocar una pieza, cada uno aportando lo que le hace único, escuchando a los otros, siguiendo un ritmo y una melodía compartidas, todos unidos por un fin común. Lo que cada uno hace afecta el resultado global.

Definir la salud es muy complejo, a menudo caemos en el error de pensar que somos saludables cuando no nos duele nada, cuando no tomamos medicamentos o visitamos al médico. Solemos también caer en el error de pensar que la salud es algo individual, algo que me pasa a mí, desconectado de lo que me rodea. Esta concepción individualista de la salud es un reflejo de los valores de una sociedad en la que todos competimos contra todos, en donde impera la ley del más fuerte, del sálvese quien pueda; mientras yo esté bien, lo demás no importa.

Esta forma de pensar se observa a todos los niveles, desde los gobiernos que cuidan sus fronteras e implantan políticas proteccionistas que sólo les benefician a ellos sin importar las consecuencias nefastas en otras partes del mundo, los mecanismos de producción que lesionan gravemente al medio ambiente, la venta de armas o drogas que aniquilar a millones de seres humanos, la corrupción grande y pequeña, nuestros hábitos de consumo diario, la dieta, el vestido, los viajes. Es difícil encontrar un área de la existencia humana que no esté contaminada por el individualismo capitalista. La salud y el propio cuerpo, como primer territorio al que tengo acceso y control, no podían ser la excepción.

Para entender la salud y la enfermedad necesariamente debemos tener una mirada holística que integre al individuo en sus aspectos físico y emocional, al ecosistema que este habita y a su medio ambiente cultural y social. Es decir, la salud o el bienestar sólo puede alcanzarse cuando existe un equilibrio bio-psico-social que reconoce que el individuo y el medio que este habita son inseparables, interdependientes.

Una de las evidencias más recientes que tenemos de la concepción individualista de la salud y por qué no, también egoísta, la estamos viviendo durante la pandemia del COVID19. Gracias al extraordinario avance de la ciencia y las comunicaciones, durante esta pandemia —la más reciente de una larga serie que ha vivido la humanidad desde que se tienen registros— se identificaron rápidamente los mecanismos de transmisión y las medidas de contención del virus, que se informaron con celeridad a gran parte de la población mundial. Se demostró que medidas tan sencillas como usar tapabocas o lavarse las manos son las más importantes.

Una de los grandes aprendizajes durante la pandemia ha sido el hecho de que nuestras acciones tienen repercusión en la vida y la salud de quienes nos rodean. Mis hábitos impactan directamente a la salud de mis vecinos, de mis amigos, de las personas de mi país, del mundo, del planeta. La gran enseñanza es que esta situación no se limita a la transmisión de un virus, se extiende a todas las áreas de la vida.

Aunque la conclusión parece obvia, durante esta pandemia, a pesar de la evidencia, millones de personas en el mundo no cumplen con las medidas preventivas. Entrevistas realizadas a quienes no usan el tapabocas revelan que piensan que están ejerciendo su libertad, que no pasa nada, pues al final es su vida la que se arriesga: "si me enfermo, es mi problema, no el suyo". Esta forma de analizar la situación refleja la concepción individualista de la enfermedad que pone al yo en el centro, un yo aislado, desconectado del entorno.

En contraste, el individuo que se reconoce como parte de una comunidad sabe que sus acciones y hábitos impactan a quienes le rodean, a su medio ambiente, a su comunidad a su país, a la tierra, es consciente de su impacto social a escala local y planetaria.

¿Cómo podemos interiorizar desde la infancia esa conciencia cuando vivimos en un mundo que promueve el indivualismo? La música y las artes son de nuevo la respuesta.

Existen numerosos casos en los que la participación en actividades artísticas se ha usado con éxito para movilizar comunidades, incluir y empoderar a poblaciones marginadas, educar sobre temas relacionados con la salud o concientizar sobre hábitos saludables. Al ser herramientas de representación de los valores de la comunidad, las artes son críticas para la educación y la salud de los individuos y la comunidad a escala global.

Desde el punto de vista de salud pública, la pandemia también aboca a los gobiernos a un cambio de paradigma necesario, que trasciende los intereses de lo local y se preocupa por fomentar la equidad y el acceso a la salud de todos los pueblos de mundo. La necesidad de adquirir la inmunidad de rebaño para lograr erradicar la pandemia, a la fuerza, ha hecho que los países ricos vean la necesidad de ayudar a los países más desfavorecidos, no como un acto de generosidad o caridad, sino como un paso indispensable para su propia salud pública. De nada sirve ser un país rico con toda la población vacunada si una parte del mundo no lo está, pues el virus no se habrá erradicado.

Pasamos del paradigma de la "salud pública" en el que se diseñan políticas enfocadas en temas que afectan a la salud de comunidades locales de ciudades o países a uno de "salud global" que se centra en temas que afectan directa o indirectamente la salud de las comunidades y que trascienden las fronteras nacionales.

El paradigma de salud global requiere un alto nivel de cooperación entre gobiernos y tiene como objetivo principal lograr un acceso equitativo y justo a la salud. Por su complejidad, el paradigma de salud global requiere necesariamente una aproximación transdisciplinar que se extiende más allá de la ciencias de la salud.

Al reconocer que la salud o la enfermedad también son hechos culturales, una aproximación global integrará a las humanidades y a las artes como herramientas indispensables. Ya no serán posibles las intervenciones de salud pública arrogantes en las que un agente del sistema de salud llega a una comunidad a enseñar o imponer hábitos totalmente descontextualizados o incoherentes con las personas y sus territorios. Serán necesarias aproximaciones ecológicas que reconocen la relación entre el individuo, su contexto social y el medio ambiente que habita.

En este contexto la música, además de sus efectos positivos en la salud personal y colectiva sirve como un recurso de los individuos y las comunidades para aprender e incorporar hábitos, para expresar descontento social, para sanar las relaciones de la comunidad, conectar a las generaciones y en general favorecer la salud física y emocional. Vista así, la música es parte esencial del ecosistema de la salud, fundamental para el desarrollo del individuo y la comunidad a escala local y global.

Esta comprensión debería ser suficiente para incorporar a la música y las artes en la vida de todas las personas y en las políticas de gobierno. Debería bastar para que los presupuestos destinados a las artes y las humanidades fueran iguales de importantes a los destinados a las ciencias, debería bastar para que los gobiernos iniciaran campañas para incentivar la participación de los niños en las artes y las humanidades y agradecer el hecho de que las niñas se inclinen a ellas en lugar de desincentivarlas. Entender que la música es esencial para el mantenimiento de la salud debería ser suficiente para que el acceso a la educación y la expresión musical fuera visto como un derecho, tal como lo proclaman los *Cinco Derechos Musicales* promulgados por el Consejo Internacional de la Música.

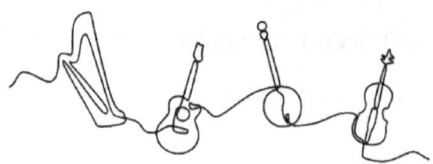

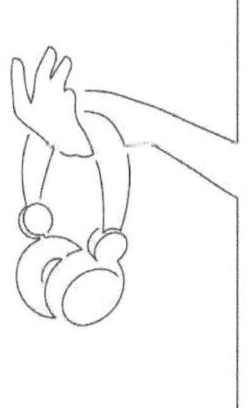

LIBRO DE EJERCICIOS

Espero que después de haber leído este libro y comprendido la importancia que tiene la música para tu salud física, emocional y social, estés animado a pasar a la acción y a incorporarla en tu vida, usándola conscientemente para mejorar tu salud' y sentirte más feliz.

Por esta razón, en esta sección te propongo realizar ejercicios basados en algunos de los estudios en los que se basó mi investigación. Reflexionar sobre el papel de la música en tu vida, crear listas de reproducción con tus canciones favoritas o con la música que se asocia a tus diferentes estados emocionales. Este ejercicio seguramente te ayudará a conocerte mejor, a encontrarte con quien has sido, a pensar en quién quieres llegar a ser, a prepararte para tu muerte y la de tus seres queridos. Seguramente también te divertirás mucho haciendo estos ejercicios, ¡empecemos!.

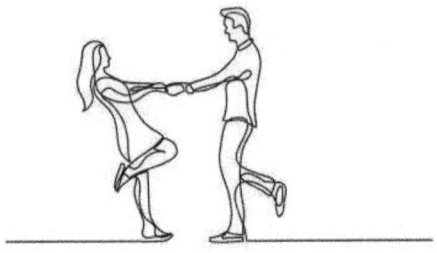

1

LA BANDA SONORA DE TU VIDA

EJERCICIO AUTOBIOGRÁFICO

En esta sección te invito a reflexionar sobre la música que te ha acompañado a lo largo de tu vida. Desde tu infancia hasta tu presente, registraremos la música que está vinculada a tu historia, a tus sueños y valores. Al final de la sección te invito a crear una lista de Spotify con tu música favorita y compartirla en las redes sociales con el hashtag *#somosloqueescuchamos*.

A. Enumera las canciones más importantes de tu infancia.

_____

_____

_____

_____

_____

_____

B. Enumera la música de tu adolescencia, las canciones o bandas sonoras que marcaron esa etapa de tu vida.

_____

_____

_____

_____

_____

_____

C. Enumera la música que te ha acompañado en la tristeza.

_____

_____

_____

_____

_____

_____

D. Enumera la música que te ha acompañado en los momentos felices de tu vida o la música que te hace más felíz.

_____

_____

_____

_____

_____

_____

E. Enumera la más música que te relaja, te ayuda a estar en paz contigo mismo o proporciona paz interior.

_____

_____

_____

_____

_____

_____

F. Enumera la canciones que vas a heredar a tus hijos, a tus nietos o a los más jóvenes a quienes tienes afecto.

_____

_____

_____

_____

_____

_____

G. Escribe la músca que te gustaría en tu funeral.

_____
_____
_____
_____
_____
_____

H. Enumera las diez canciones que han acompañado los momentos más importantes de tu vida y escribe porqué es importante cada una de ellas. Crea una lista de reproducción en Spotify o Youtube con las versiones que más te gusten.

1._____
_____
_____

2._____
_____
_____

3._____

_____

_____

4._____

_____

_____

5._____

_____

_____

6._____

_____

_____

7._____

_____

8._____

_____

9._____

_____

_____

10._____

_____

_____

Recuerda, comparte tus listas de reproducción en las redes sociales con el hashtag *#somosloqueescuchamos*

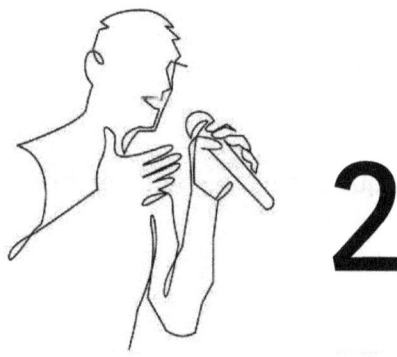

2

EJERCICIO DE CREACIÓN TU ESENCIA EN MÚSICA

La creación o composición de canciones está al alcance de todos, no tienes que ser músico profesional para escribir un texto que refleje quién eres, tus valores, aspiraciones, sueños, tristezas, pérdidas y anhelos. El ejercicio de creación es una invitación a reflexionar sobre los valores y características que te definen, también una oportunidad para imaginar lo que quieres llegar a ser, los hábitos que quieres desarrollar, las relaciones que quieres fortalecer.

Este ejercicio autobiográfico es muy poderoso, a través de él podemos reconciliarnos con quiénes somos, perdonarnos e incluso prepararnos para nuestra muerte y la de la de nuestros seres queridos.

CREA **CANCIONES** QUE EXPRESEN **TU ESENCIA**

A. Escribe una canción que exprese tus valores y tu visión de la vida.

B. Escribe una canción en la que describes a la persona que quieres llegar a ser.

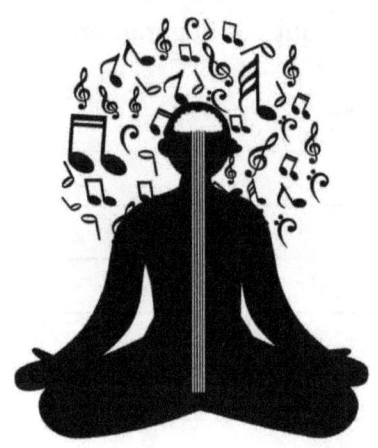

3

PAISAJES SONOROS
LOS SONIDOS DE TU COTIDIANIDAD

Vivimos inmersos en un mar de sonidos. Aunque la mayor parte del tiempo los ignoramos, estamos constantemente atravesados por las voces de los otros, los sonidos de los coches, los pájaros, el viento, los gritos de los vendedores ambulantes, el metro, las sirenas, las conversaciones de la gente en la calle, los diferentes equipos que tenemos en casa, los animales. El medio ambiente que nos rodea suena, incluso cuando pensamos que estamos en silencio en un lugar remoto, nos acompaña el sonido del viento, de los grillos, de las hojas de los árboles, del mar. Los sonidos que nos rodean determinan nuestro estado de ánimo y nos afectan a niveles que la mayor parte del tiempo no hacemos concientes, pero que están presentes. Este ejercicio busca que tomemos conciencia de esta realidad y que intentemos habitar espacios sonoros saludables. También busca que seas conciente de que los sonidos de un lugar son su huella digital, su seña de identidad, cada lugar en el mundo, en cada momento histórico, al igual que cada persona, tiene su propio sonido.

A. Los sonidos de cada día

_____
_____
_____
_____
_____
_____
_____
_____

B. Los sonidos de tu ciudad

_____
_____
_____
_____
_____
_____
_____

C. Los sonidos de tus espacios naturales favoritos

_____
_____
_____
_____
_____
_____
_____
_____
_____

Recuerda, comparte tu música y experiencias en las redes con el hashtag *#somosloqueescuchamos* y sígue a **Patricia Caicedo** en Spotify en donde encontrarás cientos de listas de reproducción y en Instagram en su cuenta @**patriciacaicedobcn**

BIBLIOGRAFÍA

1. Three initiates, (2009). *The Kybalion: A Study of the Hermetic Philosophy of Ancient Egypt*. Mineola, New York: Dover Publications Inc.

2. Requena Rodríguez, A. (2008). "Nada está inmovil; todo se mueve; todo vibra". Academia de Ciencias de la Región de Murcia, Internet [https://www.um.es/acc/nada-esta-inmovil-todo-se-mueve-todo-vibra/]. Consultado 5 de mayo, 2020.

3. Pelling AE, Sehati S, Gralla EB, Valentine JS, Gimzewski JK. (2004). "Local nanomechanical motion of the cell wall of Saccharomyces cerevisiae", *Science*. 2004 Aug 20;305(5687):1147-50.

4. Reuters (2020). "Coronavirus, the musical" en Medscape. Internet [https://www.medscape.com/viewarticle/929061]. Consultado 3 de mayo, 2020.

5. Darwin, C. (1872). *The expression of the emotions in man and animals*. London: John Murray.

6. Steven Mithen (2005). *The Singing Neanderthals: The Origins of Music, Language, Mind, and Body*. Cambridge: Harvard University Press.

7. Levitin, D. (2008). *The World in Six Songs: How the Musical Brain Created Human Nature*. New York: Dutton/Penguin and Toronto: Viking/Penguin.

8. Roosth, Sophia. (2009) "Screaming Yeast: Sonocytology, Cytoplasmic Milieus, and Cellular Subjectivities." *Critical Inquiry*, vol. 35, no. 2: 332–350. JSTOR, www.jstor.org/stable/10.1086/596646.

9. Pelling AE, Sehati S, Gralla EB, Valentine JS, Gimzewski JK. (2004). "Local nanomechanical motion of the cell wall of Saccharomyces cerevisiae", *Science*. 2004 Aug 20;305(5687):1147-50.

10. Begouëm, M. y Breul, H. (1934). "De quelques figures hybrides (mi-humaines et mianimales) de la caverne des Trois-Frères (Ariège)." *Revue Anthropologique*, vol. XLIV, n° 4-6, p. 115-119.

11. Vitebski, P. (1996). *The Shaman: Voyages of the Soul. Trance, Ecstasy and Healing from Siberia*. Macmillan and Duncan Baird Publishers.

12. Sibbing Plantholt, I. (2017). "The image of divine healers: Healing goddesses and the legitimization of the Asû in the Mesopotamian Medical Marketplace". Ph.D. Diss. University of Pennsylvania.

13. Aristotle. *Politics in The Complete Works of Aristotle: The Revised Oxford Translation*, ed. Jonathan Barnes, 2 vols. Princeton, NJ: Princeton University Press, 1983, Book VIII, 1338b 1, 2122.

14. West, M. (2000). "Music Therapy in Antiquity," in *Music as Medicine: The History of Music Therapy Since Antiquity*, ed. Peregrine Horden. Burlington, VT: Ashgate Publishing Limited, 56.

15. Portnoy, J. (1954). *The Philosopher and Music: A Historical Outline*. New York: The Humanities Press: 8.

16. Porfirio (1987). *Vida de Pitágoras ; Argonáuticas órficas ; Himnos órficos*. Introducción y traducción Miguel Periago Lorente. Gredos. Madrid. 1987.

17. Istambouli, M.N. (1981). 'The history of Arabic Medicine based on the work of Ibn Abi Usaybeiah 1203 - 270". Ph.D. Diss. Loughborough University of Technology.

18. Khan, Hazrat. I. (1996). *The Mysticism of Sound and Music. The Sufi Teaching of Azrat Inayat Khan*. Boston: Shambhala Dragon Editions, 9.

19. Salmen, W. (1980) "Geisslerlieder", in *The New Grove Dictionary of Music and Musicians*, ed. Stanley Sadie. 20 vol. London: Macmillan Publishers Ltd.

20. Ficino, M. (1980). *The Book of Life*, trans. Charles Boer. Dallas: Spring Publications, Inc.,1980.

21. Voss, A. (2002). "Marsilio Ficino, the Second Orpheus," en *Music as Medicine: The History of Music Therapy Since Antiquity*, ed. Peregrine Horden. Burlington, VT: Ashgate Publishing Limited, 155.

22. Zarlino, G. (1998). "Istitutioni harmoniche", en *Source Readings in Music History*, ed. Oliver Strunk. New York: W.W. Norton Company, 294.

23. IBID, 296.

24. Hall, S.K. (2017) "The Doctrine of Affections: Where Art Meets Reason," *Musical Offerings*: Vol. 8 : No. 2 , Article 2.

25. Fink, H.J. (1953). "The Doctrine of Affections and Handel: The Background, Theory, and Practice of the Doctrine of Affections With a Comprehensive Analysis of the Oratorios of G.F.Handel". PhD diss., Western Reserve University: 116.

26. Bertrand, A. "Descartes's Compendium of Music," *Journal of the History of Ideas* 26, No. 1 (Jan-March 1965): 128-129.

27. Gouk, P. (2004), "Raising Sprits and Restoring Souls: Early Modern Medical Explanations for Music's Effects," in *Hearing Cultures: Essays on Sound, Listening and Modernity,* ed. Veit Erlmann. New York: Berg Publishers, 92.

28. Monk, E. S. (2010). "A Case for Music as Therapy: "Healing and Purgation," and the Expressiveness of Music from Antiquity through the Eighteenth Century". Bachelor of Arts Diss. Presbyterian College.

29. Agrawal,S. R. (2005) "'Tune thy Temper to these Sounds': Music and Medicine in the English Ayre". PhD diss., Northwestern University, 30.

30. Gouk, P. (2002). "Sister Disciplines? Music and Medicine in Historical Perspective." In *musical Healing in Cultural Contexts*. Burlington, VT: Ashgate Publishing Limited.

31. Alvin, J. (1966). *Music Therapy*. New York: Basic Books Inc.

32. Browne, R. (1728). *Medicina Musica: A mechanical essay on singing, musick and dancing containing their uses and abuses; and demonstrating, by clear evident reasons, the alterations they produce in a human body*. London: J. Pemberton, 1727: 2.

33. Brocklesby, R. (1749). *Reflections on ancient and modern music, with the application to the cure of diseases. To which is subjoined, an essay to solve the questions, wherein consisted the difference of antient musick, from that of modern times*. London: M. Cooper, 1.

34. https://www.musictherapy.org/about/history/

35. O'Neill Kane, E. (1914). "Phonograph in operating-room", *Journal of the American Medical Association*, vol.62, no.23, p. 1829.

36. Burdick, W. P. (1915). "The use of music during anesthesia and analgesia". in F. H. McMechan (Ed.), *The American year-book of anesthesia & analgesia*. New York: Surgery Publishing Company: 164-167.

37. Bernardi L, Porta C, Sleight P. (2006). "Cardiovascular, cerebrovascular, and respiratory changes induced by different types of music in musicians and non-musicians: the importance of silence." In *Heart* 92: 445- 452

38. Levin, T. and Edgerton, M. E. (1999). "The Throat Singers of Tuva", *Scientific American*, September, 80-87.

39. Levin, T. (2019). *Where Rivers and Mountains Sing: Sound, Music, and Nomadism in Tuva and Beyond*. Indiana University Press.

40. Simonett, H. (2014). "Envisioned, Ensounded, Enacted: Sacred Ecology and Indigenous Musical Experience in Yoreme Ceremonies of Northwest Mexico." *Ethnomusicology* 58 (1): 110–132.

41. Schlaug, G. (2008). *Music, Musicians, and Brain Plasticity*. Oxford Handbooks. Online. Web https://bit.ly/3DRyexn

42. Leeds, J. (2010). *The power of sound: How to be healthy and productive using music and sound*. Rochester, VT: Healing Arts Press.

43. Rieger, A. (2016). "Crossmodal cognition". Doctoral Diss. Dartmouth College.

44. Sagiv, N., & Frith, C. D. (2013). *Synesthesia and Consciousness*. Oxford Handbooks Online.

45. Cytowic, Richard E. (2002). *Synesthesia: A Union of the Senses*. Cambridge, MA: A Bradford Book.

46. Triarhou, L. C. (2016). "Neuromusicology or Musiconeurology? "Omni-art" in Alexander Scriabin as a Fount of Ideas". *Frontiers in Pshycology*. Vol.7, Article 364, March 2016.

47. Köhler, W. (1929). *Gestalt Psychology*. New York: Liveright.

48. Sievers, B. & Polansky, L. & Casey, M. & Wheatley, T. (2012). "Music and movement share a dynamic structure that supports universal expressions of emotion". *Proceedings of the National Academy of Sciences of the United States of America*. 110. 10.1073/pnas.1209023110.

49. Verhaeghen, P. (2011). "Aging and Executive Control: Reports of a Demise Greatly Exaggerated." *Curr Dir Psychol Sci*, 20(3), 174-180.

50. Bengtson, V. L., Gans, D., Putney, N. M., & Silverstein, M. (2009). *Handbook of Theories on Aging* Vol.2

51. Parasuraman, A., Zeithaml, V. A., & Berry, L. L. (1998). "Alternative scales for measuring service quality: a comparative assessment based on psychometric and diagnostic criteria." *Handbuch Dienstleistungsmanagement*. Springer:449-482.

52. Gazzaley, A., & Nobre, A. C. (2012). "Top-down modulation: bridging selective attention and working memory". *Trends Cogn Sci*, 16(2): 129-135. doi:10.1016/j.tics.2011.11.014

53. Los procesos de atención involucran a casi todas las estructuras cerebrales, incluida la corteza estriada, la corteza preestriada, la corteza temporal medial, la corteza parietal inferior, los campos oculares frontales, la corteza prefrontal, la circunvolución cingulada, el núcleo pulvinaris, el núcleo geniculado lateral, la sustancia nigra y el colículo superior.

54. Leclercq, M., & Zimmermann, P. (2004). *Applied neuropsychology of attention: theory, diagnosis and rehabilitation.* Psychology Press.

55. Gazzaley, A., & Nobre, A. C. (2012). "Top-down modulation: bridging selective attention and working memory". *Trends Cogn Sci*, 16(2): 129-135.

56. Bengtson, M., Martin, R., Sawrie, S., Gilliam, F., Faught, E., Morawetz, R., & Kuzniecky, R. (2000). "Gender, Memory, and Hippocampal Volumes: Relationships in Temporal Lobe Epilepsy". *Epilepsy Behav*, 1(2): 112-119.

57. Yinger, O. S., & Cevasco, A. (2014). "Understanding neuroscience within the field of medical music therapy" en *Medical Music Therapy: Building a comprehensive program.* Silver Spring, MD: American Music Therapy Association.

58. Gardner, H. (1985). *The Mind's New Science: A History of the Cognitive Revolution.* New York: Basic Books.

59. Fodor, J. (1983). *The Modularity of Mind.* MIT Press.

60. Pinker, S. (2009). *How the Mind Works.* New York: Norton.

61. van der Schyff, Dylan. (2013). "Music, Meaning and the Embodied Mind: Towards an Enactive Approach to Music Cognition". MA Diss. University of Sheffield.

62. Changizi, M. (2011). *Harnessed: How language and Music Mimicked Nature and Transformed Ape Into Man.* Dallas: BenBella.

63. Tomasello, M. (1999). *The Cultural Origins of Human Cognition.* Cambridge, MA: Harvard UP.

64. Kempler, D. (2005). *Neurocognitive disorders in aging*: Sage.

65. Pascual-Leone, A., & Hamilton, R. (2001). "The metamodal organization of the brain". *Progress in brain research*, 134: 427-445.

66. Small, C. (1999). *Musicking: The Meaning of Performing and Listening.* Middletown, CT: Wesleyan UP.

67. Blacking, J. (1976). *How Musical is Man?*. London: Faber.

68. Korom, Frank J. (2006). *Village of Painters: Narrative Scrolls from West Bengal*. Santa Fe: Museum of New Mexico Press.

69. Andy Clark & David Chalmers. (2008). "The extended mind" en *Analysis*, 58(1), 7-19.

70. James Gibson. (1966). *The Senses Considered as Perceptual Systems*. Boston: Houghton-Miffflin.

71. Campbell, M. R. (1991). "Musical learning and the development of psychological processes in perception and cognition". *Bulletin of the Council for Research in Music Education:* 35- 48.

72. Ortman, J. M., Velkoff, V. A., & Hogan, H. (2014). "An aging nation: the older population in the United States". United States Census Bureau, Economics and Statistics Administration, US Department of Commerce.

73. Kramer, A. F., Humphrey, D. G., Larish, J. F., Logan, G. D., & Strayer, D. L. (1994). "Aging and inhibition: beyond a unitary view of inhibitory processing in attention". *Psychol Aging,* 9(4), 491-512.

74. Hall, C. B., Lipton, R. B., Sliwinski, M., Katz, M. J., Derby, C. A., & Verghese, J. (2009). "Cognitive activities delay onset of memory decline in persons who develop dementia". *Neurology*, 73(5), 356-361.

75. Rodrigues, A. C., Loureiro, M. A., & Caramelli, P. (2013). "Long-term musical training may improve different forms of visual attention ability". *Brain Cogn*, 82(3), 229-235.

76. Lehmann, A. C., & Davidson, J. W. (2002). "Taking an acquired skills perspective on music performance." T*he new handbook of research on music teaching and learning*, 2, 542- 560.

77. Grant, M. D., & Brody, J. A. (2004). "Musical experience and dementia. Hypothesis". *Aging Clin Exp Res*, 16(5), 403-405.

78. Gaser, C. and G. Schlaug (2003). "Brain structures differ between musicians and nonmusicians." J. *Neurosci.* 23(27): 9240-9245.

79. Schlaug, G. (2001). "The brain of musicians. A model for functional and structural adaptation." Ann. N. Y. *Acad. Sci.* 930: 281-299.

80. Wan, C. Y., & Schlaug, G. (2010). "Music making as a tool for promoting brain plasticity across the life span". *Neuroscientist*, 16(5), 566-577.

81. Gaser, C., & Schlaug, G. (2003). "Brain structures differ between musicians and nonmusicians", *JNeurosci*, 23(27), 9240-9245.

82. Schulz, M., Ross, B., & Pantev, C. (2003). "Evidence for training-induced crossmodal reorganization of cortical functions in trumpet players". *Neuroreport,* 14(1), 157-161.

83. Kraus, N., & Chandrasekaran, B. (2010). "Music training for the development of auditory skills". *Nat Rev Neurosci*, 11(8), 599-605.

84. Bever T.& Chiarello, R. (2009) "Cerebral dominance in musicians and nonmusicians". *The Journal of Neuropsychiatry and Clinical Neurosciences*. Winter; 21 (1) :94-7.

85. Habibi, A.(2011). "Cortical activity during music perception; comparing musicians and non-musicians". Ph.D. Diss. University of California Irvine.

86. Skoe, E. and N. Kraus (2010). "Auditory brain stem response to complex sounds: a tutorial." *Ear Hear*. 31(3): 302-324.

87. Percaccio CR, Pruette AL, Mistry ST, Chen YH, Kilgard MP.(2007) "Sensory experience determines enrichment-induced plasticity in rat auditory cortex". *Brain Res*. 2007 Oct 12;1174:76-91. doi: 10.1016/j.brainres.2007.07.062. Epub 2007 Aug 9. PMID: 17854780.

88. Kraus, N. and B. Chandrasekaran (2010). "Music training for the development of auditory skills." *Nature Reviews Neuroscience* 11(8): 599-605.

89. Keverne, E. B. (2004). Understanding well-being in the evolutionary context of brain development. *Proceedings of the Royal Society of London,* 359: 1349–1358.

90. Krizman, J., J. Slater, E. Skoe, V. Marian and N. Kraus (2015). "Neural processing of speech in children is influenced by extent of bilingual experience." *Neurosci. Lett*. 585: 48-53.

91. Vuust, P., E. Brattico, M. Seppänen, R. Näätänen and M. Tervaniemi (2012). "Practiced musical style shapes auditory skills." *Ann. N. Y. Acad. Sci*. 1252(1): 139-146.

92. "Neurotransmitter," in *The Columbia Encyclopedia*, New York: Columbia University Press, 2013, consultada December 17, 2014, http://literati.credoreference.com.

93. Anthony L. Vaccarino and Abba J. Kastin, "Endogenous Opiates: 2000," *Peptides 22* (2001): 2257.

94. Berger, M. Gray, J.A. and Roth, B. (2009). "The Expanded Biology of Serotonin," *Annual Review of Medicine* 60 : 356.

95. Nakajima, S. et al. (2013) "The Potential Role of Dopamine D3 Receptor Neurotransmission in Cognition," *European Neuropsychopharmacology* 23, no. 8 : 800-1.

96. Falk, D. (1983). "Cerebral cortices of east African early hominids". *Science*, 221: 1072–1074.

97. Saarikallio, S., and Erkkilä, J. (2007). "The role of music in adolescents' mood regulation". *Psychology of Music*, 35(1), 88-109.

98. Schäfer, T., Smukalla, M., and Oelker, S-A. (2014). "How music changes our lives: A qualitative study of the long-term effects of intense emotional experiences". *Psychology of Music*, 42(4), 525-544.

99. Trainor, L. J., Tsang, C. D., & Cheung, V. H. W. (2002). "Preference for Sensory Consonance in 2- and 4-month-old Infants". *Music Perception*, 20: 187-194.

100. Cummingham, J., Sterling, R. (1988). "Developmental Change in the Understanding of Affective Meaning in Music". *Motivation and Emotion*, 12: 399-413.

101. Izard, C. (1977). *Human emotions*. New York, NY: Plenum Press.

102. Ekman, P. (1999). "Basic emotions". In T. Dalgleish and M. Power (Eds.), *Handbook of cognition and emotion*. New York, NY: John Wiley and Sons Ltd.:45-60.

103. Barrett, L. (2006a). "Are emotions natural kinds?". *Perspectives on Psychological Science,* 1(1), 28-58.

104. Russell, J. (2003). "Core affect and the psychological construction of emotion". *Psychological Review*, 110(1), 145-172.

105. Scherer, K., Schorr, A., and Johnstone, T. (2001). *Appraisal processes in emotion: Theory, methods, research.* New York, NY: Oxford University Press.

106. Ekman, P., and Cortado, D. (2011). "What is meant by calling emotions basic?". *Emotion Review*, 3(4), 364-370.

107. Darwin, C. (1872). *The expression of emotions in man and animals.* London, UK: John Murray.

108. Izard, C. (2007). "Basic emotions, natural kinds, emotion schemas, and a new paradigm". *Perspectives on Psychological Science*, 2(3), 260-280.

109. Ekman, P., and Cortado, D. (2011). "What is meant by calling emotions basic?". *Emotion Review*, 3(4), 364-370. Doi: 10.1177/1754073911410740.

110. Kreibig, S. (2010). "Autonomic nervous system activity in emotion: A review". *Biological Psychology*, 84(3), 394-421. Doi: 10.1016/j.biopsycho.2010.03.010.

111. LeDoux, J. (2003). "The emotional brain, fear, and the amygdala". Cellular and *Molecular Neurobiology*, 23(4-5), 727-738. Doi: doi.org/10.1023/A:1025048802629.

112. Peretz, G., N I., Johnsen, E., and Adolphs, R. (2007). "Amygdala damage impairs emotion recognition from music". *Neuropsychologica*, 45(2), 236-244. Doi:10.1016/j.neuropsychologia.2006.07.012.

113. Bannister, S. Craig (2020). "A Framework of Distinct Musical Chills: Theoretical, Causal, and Conceptual Evidence", Durham theses, Durham University. Available at Durham E-Theses Online: http://etheses.dur.ac.uk/13582 /

114. Tomkins, S. (1984). "Affect theory". In K. Scherer and P. Ekman (Eds.), *Approaches to emotion*. Hillsdale, NJ: Erlbaum:163-195.

115. Scherer, K., and Coutinho, E. (2013). "How music creates emotion: A multifactorial process approach". In T. Cochrane, B. Fantini, and K. Scherer (Eds.), *The emotional power of music: Multidisciplinary perspectives on musical arousal, expression, and social control*. New York, NY: Oxford University Press:121-145.

116. Gross, J., and Barrett, L. F. (2011). "Emotion generation and emotion regulation: One or two depends on your point of view". *Emotion Review*, 3(1), 8-16. Doi:10.1177/1754073910380974.

117. Darwin, C. (1902). *The Descent of Man and Selection in Relation to Sex, part II*. New York: P.F. Collier & Son.

118. Juslin, P., Vastfjall, D. 2008. "Emotional Responses to Music: The Need to Consider Underlying Mechanism". *Behavioral Brain Sciences*, 31: 559-621.

119. Zentner, M. Grandjean, D., K. Scherer. (2008). "Emotions Evoked by the Sound of Music: Characterization, Classification, and Measurement". *Emotion*, 8(4): 494-521.

120. IBID.

121. Papp, G., Kovac, S., Frese, A., & Evers, S. (2014). "The impact of temporal lobe epilepsy on musical ability". *Seizure*, 23, 533–536.

122. Sloboda, J. (1991). "Music Structure and Emotional Response: Some Empirical Findings". *Psychology of Music*, 19: 110-120.

123. Kringelbach, M. L., & Berridge, K. C. (Eds.). (2010). *The pleasures of the brain*. New York:Oxford University Press.

124. Kringelbach, M. L., & Berridge, K. C. (2010). "The Neuroscience of Happiness and Pleasure". *Social Research: An International Quarterly*, Volume 77, Number 2, Summer. 659-678.

125. Becker, S., Bräscher, A-K., Bannister, S., Bensafi, M., Calma-Birling, D., Chan, R., Wang, Y. (2019). "The role of hedonics in the human affectome". *Neuroscience and Biobehavioural Reviews*, 102, 221-241.

126. Liu, X., Hairston, J., Schrier, M., and Fan, J. (2011). "Common and distinct networks underlying reward valence and processing stages: A meta-analysis of functional neuroimaging studies". Neuroscience and Biobehavioural Reviews, 35(5), 1219-1236.

127. La anhedonia, proveniente del griego hedoné que significa placer, es la incapacidad para experimentar placer.

128. Mas-Herrero, E., Zatorre, R. J., Rodriguez-Fornells, A., & Marco-Pallarés, J. (2014). "Dissociation between Musical and Monetary Reward Responses in Specific Musical Anhedonia." *Current Biology*, 24, 1–6.

129. Csikszentmihalyi, M. (1990). *Flow: The Psychology of Optimal Experience; Steps Toward Enhancing the Quality of Life*. New York: HarperPerennial.

130. NIMH (2016). Mission. Obtenido en: https://www.nih.gov/about-nih/what-we-do/nihalmanac/national-institute-mental-health-nimh.

131. Ch. Wickramarathne, J. Chun Phuoc, J. Tham. (2020). "The impact of wellness dimensions on the academic performance of undergraduates of Government universities in Sri Lanka". European Journal of Public Health Studies. Scientific Figure on ResearchGate. https://www.researchgate.net/figure/Six-dimensions-of-wellness-model-Source-Hettler-1977_fig1_342769817 [consultado 23 Aug, 2020]

132. Hettler, B. (1977). *Six Dimension Model*. Stevens Point, WI: National Wellness Institute.

133. Hutchison, B. (2016). "The Role of Music Among Healthy Older Performance Musicians". North Dakota State University. Doctoral Diss.

134. Chanda, M. L., & Levitin, D. J. (2013). "The neurochemistry of music". *Trends in Cognitive Sciences*, 17(4), 179-193.

135. Keeler Jason, Roth Edward, Neuser Brittany, Spitsbergen John, Waters Daniel, Vianney John-Mary. (2015)."The neurochemistry and social flow of singing: bonding and oxytocin". *Frontiers in Human Neuroscience*, V. 9 , 518. Online: https://www.frontiersin.org/article/10.3389/fnhum.2015.00518

136. Lori A. Custodero. (2012). "The Call to Create: Flow Experience in Music Learning and Teaching", David Hargreaves, Dorothy Miell and Raymond MacDonald (eds.), *Musical Imaginations: Multidisciplinary Perspectives on Creativity, Performance and Perception*. Oxford: Oxford University Press, 369-84.

137. Los cinco derechos musicales incluyen el derecho de todos los niños, niñas y adultos a expresarse libremente a través de la música, el derecho a aprender lenguajes y habilidades musicales, el derecho a interrelacionarse con la música por medio de la participación directa, apreciación, creación y el acceso a la información. El derecho de todos los músicos a desarrollar su carrera. Artística y. Difundirla a través de todos los medios de comunicación y estructuras disponibles y el derecho a obtener reconocimiento y retribución justa por su trabajo. https://www.imc-cim.org/about-imc-separator/five-music-rights.html

138. Three initiates, (2009). *The Kybalion: A Study of the Hermetic Philosophy of Ancient Egypt.* Mineola,New York: Dover Publications Inc.

139. Conrad-Da'oud, E. (2012). *Life on Land: The Story of Continuum, the World-Renowned Self-Discovery and Movement* Method. North Atlantic Books, Berkeley.

140. Schroeder, D. Poeppel and E. Zion Golumbic (2017). "Neural Entrainment to the Beat: The "Missing-Pulse" Phenomenon" en *Journal of Neuroscience* 28 June, 2017, 37 (26) 6331-6341.

141. I. Tal, Large,E. W., Rabinovitch, E., Wei, Y., Schroeder, Ch. E., Poeppel, D. and Zion Golumbic, E. (2017). "Neural Entrainment to the Beat: The "Missing-Pulse" Phenomenon" en *Journal of Neuroscience* 28 June, 2017, 37 (26) 6331-6341.

142. Arcangeli A. (2000). "Dance and Health: The Renaissance Physicians". Dance Research: The Journal of the Society for Dance Research, Vol. 18, No. 1. Published by: Edinburgh University Press. Edimburgh. 3-30.

143. Paul Krack, "Relicts of Dancing Mania: The Dancing Procession of Echternach," Neurology 53, no. 9 (1999): 2169-72.

144. Bicais, M. (1669). "La manire de regler la sante par ce qui nous environne, par ce que nous recevons, et par les exercices, ou par la gymnastique moderne" (Aix: chez Charles David, 1669), pp. 280-8.

145. Shaffer, J. (2012). "Neuroplasticity and positive psychology in clinical practice: A review for combined benefits psychology." PSYCH, 3 (12A), 1110-1115.

146. Eriksson, P. S., Perfilieva, E., Björk-Eriksson, T., Alborn, A. M., Nordborg, C., Peterson, D. A., & Gage, F. H. (1998). "Neurogenesis in the adult human hippocampus". Nature Medicine, 4(11), 1313-1317.

147. Kempermann, G., Gast, D., & Gage, F. H. (2002). "Neuroplasticity in old age: Sustained fivefold induction of hippocampal neurogenesis by long term environmental enrichment". Annals of Neurology, 52(2), 135-143.

148. Lynn-Seraphine, P. (2016). "Neurodrumming: Towards an integral mental fitness training for healthy aging". Diss. Master Psychology, California State University, Irvine.

149. Hackney ME, Earhart GM. (2008). Short duration, intensive tango dancing for Parkinson disease: an uncontrolled pilot study. Comp Ther Med. in press. Online: https://www.ncbi.nlm.nih.gov/pmc/articles/PMC2731655/

150. Hackney ME, Earhart GM. (2008). "Tai Chi improves balance and mobility in people with Parkinson disease." *Gait Posture*. 2008;28(3):456–60.

151. Geiser, E. Zähle, T., Jacke, L. & Meyer, M. (2008). "The neural correlate of speech rhythm as evidenced by metrical speech processing." Journal of Cognitive Neuroscience, 20(3), 541-552.

152. Dale, J.A., Hyatt, J., Hollerman, J. (2007). "The Neuroscience of Dance and the Dance of Neuroscience: Defining a Path of Inquiry". *The Journal of Aesthetic Education,* Volume 41, Number 3, Fall 2007. 89-110.

153. Stobart, H. & Cross, I. (2000). "The Andean anacrusis? Rhythmic structure and perception in Easter songs of northern Potosi, Bolivia." *British Journal of Ethnomusicology, 9(2), 63-94.*

154. Kalender, B. Trehub, S.E., & Schellenberg, E.G. (2012). "Cross-cultural differences in meter perception". *Psychological Research*, 77 (2), 196-203.

155. Hannon, E.E., & Trehub, S.E. (2005b). "Tuning in to musical rhythms: infants learn more readily than adults." *Proceedings of the National Academy of Sciences of the United States of America*, 102 (35), 12639-12643.

156. Witek MAG, Clarke EF, Wallentin M, Kringelbach ML, Vuust P (2014) "Syncopation, Body-Movement and Pleasure" in *Groove Music*. PLoS ONE 9(4): e94446.

157. Davies, J., & McVicar, A. (2000). "Issues in effective pain control". 1: Assessment and education. *International Journal of Palliative Nursing*, 6(2), 58-65.

158. Allen, J. (2013a). "Pain management with adults". In J. Allen (Ed.), *Guidelines for music therapy practice in adult medical care* (pp. 35-61). University Park, IL: Barcelona Publishers.

159. Dileo, C. (1999). *Music therapy and medicine: Theoretical and clinical applications.* Silver Spring, MD: American Music Therapy Association.

160. Bradt, J., Dileo, C., & Potvin, N. (2013). "Music for stress and anxiety reduction in coronary heart disease patients." *The Cochrane Database of Systematic Reviews,* 12, CD006577

161. Gatchel, R. J., Peng, Y. B., Peters, M. L., Fuchs, P. N., & Turk, D. C. (2007). "The biopsychosocial approach to chronic pain: Scientific advances and future directions". *Psychological Bulletin,* 133(4), 581-624.

162. Melzack, R. (2010). Pain theories. In I. B. Weiner, & W. E. Craighead (Eds.), The corsini encyclopedia of psychology (4th ed.,). Hoboken, NJ: John Wiley & Sons, Inc.

163. Melzack, R. (1999). "From the gate to the neuromatrix". *Pain*, Suppl 6, S121-S126.

164. Bardia, A., Barton, D. L., Prokop, L. J., Bauer, B. A., & Moynihan, T. J. (2006). "Efficacy of complementary and alternative medicine therapies in relieving cancer pain: A systematic review". *Journal of Clinical Oncology*, 24(34), 5457-5464.

165. Gallagher, L. M., Lagman, R., Walsh, D., Davis, M. P., & LeGrand, S. B. (2006). "The clinical effects of music therapy in palliative medicine". *Supportive Care in Cancer,* 14, 859- 866.

166. Hilliard, R. (2003). "The effects of music therapy on the quality and length of life of people diagnosed with terminal cancer." *Journal of Music Therapy*, 40, 113-137.

167. Ferrer, A. J. (2007). "The effect of live music on decreasing anxiety in patients undergoing chemotherapy treatment". *Journal of Music Therapy*, 44, 242-255.

168. Clark, M., Isaacks-Downton, G., Wells, N., Redlin-Frazier, S., Eck, C., Hepworth, J. T., & Chakravarthy, B. (2006). "Use of preferred music to reduce emotional distress and symptom activity during radiation therapy." *Journal of Music Therapy*, 43, 247-265.

169. Sahler, O. J. Z., Hunter, B. C., Liesveld, J. L. (2003). "The effect of using music therapy with relaxation imagery in the management of patients undergoing bone marrow transplantation: A pilot feasibility study." *Alternative Therapies in Health and Medicine*, 9(6), 70-74.

170. Edward, J (1998). "Music Therapy for children with severe burn injury." *Music Therapy Perspectives,* 16: 21-26.

171. Zimmerman, I., Nieveen, J., Barnason, S. & Schamaderer, M. (1996)."The effects of music intervention is postoperative pain and sleep in coronary artery bypass graft (CRGB) patients". *Scholarly Inquiry for Nursing Practice: An International Journal*, 10. 153-170.

172. Galpin, W. (1937) *The Music of the Sumerians: And their Immediate Successors, the Babylonians and Assyrians.* Cambridge University Press.

173. Meyer-Baer, K. (2015). *Music of the Spheres and the Dance of Death.* Princeton University Press. 224-241.

174. Qi Kun (2014). "Sonic expressions of cosmological awareness: a comparative study of funeral rituals among Han Chinese living in the Yangzi River Valley". Yearbook for Traditional Music Vol. 46. Cambridge University Press :159-169.

175. Coclanis, A., Coclanis P. (2005). "Jazz Funeral: A Living Tradition". *Southern Cultures*, Volume 11, Number 2. The University of North Carolina Press. 86-92.

176. Austin, D. (2009). *The Theory and Practice of Vocal Psychotherapy: Songs of the self.* London: Jessica Kingsley Publishers.

177. https://chaliceofrepose.org/

178. Cooper, L. "Your Healing Voice - The benefits of singing for health and wellbeing" Online: https://bit.ly/3K6KGiY

179. The Oxford Happiness Questionnaire Online: https://bit.ly/3E6iNDD

180. Bart de Boer (2017). "Evolution of speech and evolution of language". Published online: 3 August 2016, Psychonomic Society, Inc. 2016 *Psychon Bull Rev* (2017) 24:158–162 DOI 10.3758/s13423-016-1130-6.

181. Darwin, C. (1872/1998). *The Expression of the Emotions in Man and Animals.* Oxford: Oxford University Press.

182. Kelley, D. B. (2004). "Vocal communication in frogs". Current Opinion in *Neurobiology*, 14: 751–757.

183. Insel, T. R. (2010). "The challenge of translation in social neuroscience: A review of oxytocin, vasopressin, and affiliative behavior". *Neuron*, 65: 768–779.

184. Kanwal, J. S., and Ehret, G. (2006). *Behavior and Neurodynamics for Auditory Communication.* Cambridge: Cambridge University Press.

185. Sterne, J. (2003). *The Audible Past: Cultural Origins of Sound Reproduction.* Durham: Duke University Press.15.

186. IBID, 54.

187. Auenbrugger, L. (1936). "On the Percussion of the Chest" Translated by John Forbes. *Bulletin of the History of Medicine* 4. Cit. Sterne, J. (2003).

188. Laennec, R.T.H.A. (1830) *Treatise on the Diseases of the Chest and on Mediate Auscultation.* 3 ed. Translated by John Forbes. New York: Samuel Wood; Collins and Hannay. Cit. Sterne, J. (2003).

189. Arozqueta, C. (2018). "Heartbeats and the Arts: A Historical Connection". *Leonardo* 51 (1): 33–39.

190. http://musicwithmachines.org/hco/

191. Sweeley, C.C., Holland, J.F, Towson, D.S., Chamberlin, B.A. (1987) "Interactive and Multi-Sensory Analysis of Complex Mixtures by an Automated Gas Chromatography System," *Journal of Chromatography* 399: 173–181.

192. Ohno, S. y Ohno, M. (1986) "The All Pervasive Principle of Repetitious Recurrence Governs Not Only Coding Sequence Construction but Also Human Endeavor in Musical Composition," *Immunogenetics* 24: 71–78.

193. Ohno, S. (1993) "A Song in Praise of Peptide Palindromes," *Leukemia* 7 Supp. 2 S157–S159.

194. Morey, L.W. (1989) "Musings on Biomuse," *Science News* 135: 307.

195. Han, Y.C., & Han, B. (2014). "Skin Pattern Sonification as a New Timbral Expression." Leonardo Music Journal 24(1), 41-43. https://www.muse.jhu.edu/article/561861.

196. IBID.

197. Pelling AE, Sehati S, Gralla EB, Valentine JS, Gimzewski JK. (2004). "Local nanomechanical motion of the cell wall of Saccharomyces cerevisiae", Science. 2004 Aug 20;305(5687):1147-50.

198. Gadamer, Hans-Georg. (1989). *Truth and Method.* 2nd ed. Translated by W. Glen-Doepel, translation revised by Joel Weinsheimer and Donald G. Marshall. London: Continuum. First published 1960 as Wahrheit und Methode: Grundzüge einer philosophischen Hermeneutik (Tübingen: Mohr). 2nd ed. of translation first published 1989 (London: Sheed and Ward): 355.

199. Dacey, J. (1999). *Concepts of creativity: A history*. In M. A. Runco & S.R. Pritzer (Eds), Encyclopedia of creativity, Vol.1 A–H. San Diego, CA: Academic Press.

200. Albert, R. S., & Runco, M. A. (1999). "The history of creativity research". In R. S. Sternberg (Ed.), *Handbook of human creativity*. New York, NY: Cambridge University Press: 16–31.

201. Vartanian, O., et al. *Neuroscience of Creativity*. The MIT Press, 2013. Project MUSE. muse.jhu.edu/book/46971.

202. Roe BE, Tilley MR, Gu HH, Beversdorf DQ, Sadee W, Haab TC, et al. (2009) "Financial and Psychological Risk Attitudes Associated with Two Single Nucleotide Polymorphisms in the Nicotine Receptor (CHRNA4) Gene". PLoS ONE 4(8): e6704.

203. Zuckerman, M. (1994). *Behavioral expressions and bio-social expressions of sensation seeking*. Cambridge: Cambridge University Press.

204. Miller, G. F. (2001). "Aesthetic Fitness: How Sexual Selection Shaped Artistic Virtuosity as a Fitness Indicator and Aesthetic Preferences as Mate Choice Criteria". *Bulletin of Psychology and the Arts*, 2, 20-25.

205. Hinde, R. A. & Fisher, J. (1951). Further observations on the opening of milk bottles by birds. *British Birds*,44, 393-396.

206. Wallas, G. (1926). *Art of thought*. New York, NY: Harcourt Brace.

207. http://www.furious.com/perfect/stockhauseninterview.html

208. Lapidaki, E. (2007). "Learning from Masters of Music Creativity:

Shaping Compositional Experiences in Music Education." *Philosophy of Music Education Review*, 15(2): 93-117. Revisado May 20, 2021 en http://www.jstor.org/stable/40327276.

209. IBID

210. P.A. Schilpp, ed., (1959). *Albert Einstein: Philosopher-Scientist.* New York: Harpers, Vol. : 2:45.

211. http://www.personal.psu.edu/faculty/m/e/meb26/INART55/varese.html

212. Eidsheim N. S. (2015). *Sensing sound. singing & listening as vibrational practice*. Durham, London: Duke University Press: 16.

213. Huang J., Gamble D., Sarnlertsophon K., Wang X., Hsiao S. (2012). *Feeling music: integration of auditory and tactile inputs in musical meter perception*. PLoS One 7:e48496.

214. Root-Bernstein, R.S. (2001). "Music, Creativity and Scientific Thinking". *Leonardo* 34(1), 63-68. https://www.muse.jhu.edu/article/19631.

215. IBID.

216. Los Cinco, fueron un grupo de compositores nacionalistas rusos integrado por Mili Balákirev (el líder), César Cuí, Modest Músorgski, Nikolái Rimski-Kórsakov y Aleksandr Borodín.

217. Root-Bernstein, R.S. (2001). "Music, Creativity and Scientific Thinking." *Leonardo* 34(1): 63-68. https://www.muse.jhu.edu/article/19631.

218. Milgram, R., Dunn, R. y Price, G.E. eds., "Teaching and Counseling Gifted and Talented Adolescents: An International Learning Style Perspective". New York: Praeger.

Follow Patricia Caicedo on social media, communicate with her, listen to her music and podcast, invite her to speak at your institution, ask her questions or simply share your ideas about the book with her.

 @patriciacaicedobcn
Instagram

 https://spoti.fi/2XQwHHS
Spotify

 @PatriciaCaicedo
Twitter

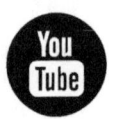 youtube.com/singerpat

 /FansPatriciaCaicedo
Facebook

 /in/patriciacaicedo
Linkedin

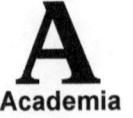 Academia.edu
Academia

SOBRE LA AUTORA

La soprano, musicóloga y médica Patricia Caicedo es una artista-académica con numerosas publicaciones de libros, artículos académicos y ediciones de partituras, incluyendo *The Latin American Art Song, Sounds of the Imagined Nations*, libro de referencia en su campo. Su investigación se enmarca dentro de los estudios de-coloniales y se centra en el estudio de la canción artística ibérica y latinoamericana, en los temas de identidad nacional, performance practice y la intersección entre música y salud.

Es una ávida intérprete, habiendo actuado internacionalmente, además de fundar y dirigir el *Barcelona Festival of Song,* curso de verano y ciclo de conciertos centrado en el estudio de la historia e interpretación de la canción artística en castellano, catalán y portugués.

Ha grabado 12 CDs y conduce el podcast *Latin American and Iberian Art Song*, en el que entrevista a compositores y expertos destacados de todo el mundo.

Patricia tiene un Ph.D. en musicología por la Universidad Complutense de Madrid y es doctora en Medicina por la Escuela Colombiana de Medicina. Es miembro de la Junta Directiva del *Consejo Internacional de Música,* organización creada por UNESCO en 1949.

PATRICIACAICEDO.COM

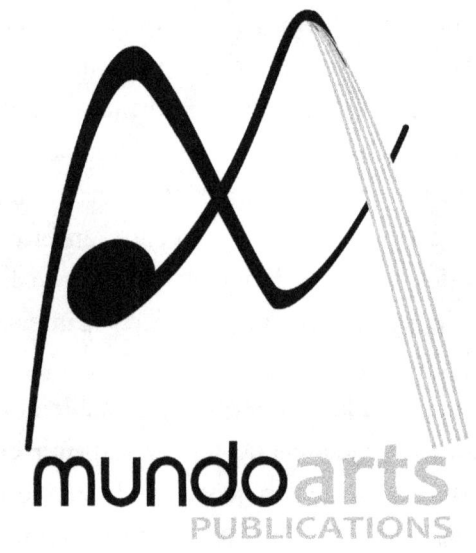

mundoarts.com

www.ingramcontent.com/pod-product-compliance
Lightning Source LLC
Chambersburg PA
CBHW020256030426
42336CB00010B/788